Heft 14 Sinnesorgane 1

1	Schwingung, Wellen, Akustik	Physik, Physiologie
2	Hör- und Gleichgewichtsorgan	Anatomie, Histologie
3	Hörvorgang und Gleichgewichtssinn	Physiologie
4	Haut und Hautanhangsgebilde	Histologie
5	Somatoviszerale Sensorik	Physiologie

Heft 15 Sinnesorgane 2

1	Optik	Physik
2	Sehorgan	Anatomie, Histologie
3	Sehen	Physiologie
4	Chemische Sinne	Anatomie, Histologie, Physiologie

Heft 16 Lunge und Atmung

1	Entwicklung von Pleuraperikardhöhle, Herz und Schlundbogenarterien	Anatomie, Histologie
2	Anatomie der Atmungsorgane	Anatomie, Histologie
3	Mechanik des Kreislaufsystems	Physik
4	Atemung	Physiologie
5	Gasaustausch	Physiologie

Heft 17 Herz-Kreislauf-System

1	Aufbau des Herzens	Anatomie, Histologie
2	Nerven und Gefäße der Brusteingeweide	Anatomie
3	Physiologie des Herzens	Physiologie
4	Anatomie und Physiologie des Kreislaufsystems	Anatomie, Histologie, Physiologie

Heft 18 Blut und Immunsystem

1	Blut und Blutplasma	Histologie, Physiologie
2	Erythrozyten, Hämoglobin & Sauerstofftransport	Biochemie, Physiologie
3	Thrombozyten, Hämostase und Fibrinolyse	Histologie, Physiologie
4	Leukozyten und Immunsystem	Anatomie, Biochemie, Histologie, Physiologie

Heft 19 Gastrointestinaltrakt

1	Mundhöhle, Rachen, Speiseröhre	Anatomie, Histologie, Physiologie
2	Magen-Darm-Trakt	Anatomie, Physiologie
3	Organe des Magen-Darm-Kanals	Anatomie, Histologie, Physiologie
4	Leber, Gallenblase und Pankreas	Anatomie, Histologie, Physiologie
5	Blutgefäße, Lymphgefäße, vegetative Innervation	Anatomie

Heft 20 Verdauung & Abbau von Nährstoffen

1	Ökologie, Energie- und Wärmehaushalt	Biochemie, Biologie, Physiologie
2	Nahrungsaufnahme	Biochemie, Physiologie
3	Abbau der Kohlenhydrate	Biochemie
4	Fettsäureabbau und Ketonkörperstoffwechsel	Biochemie
5	Aminosäurestoffwechsel und Harnstoffzyklus	Biochemie

Heft 21 Energiestoffwechsel & Anabole Stoffwechselwege

1	Citratzyklus und Atmungskette	Biochemie
2	Gluconeogenese und Glykogenstoffwechsel	Biochemie
3	Lipidsynthese	Biochemie
4	Nukleotidstoffwechsel	Biochemie
5	Stoffwechsel der Leber	Biochemie
6	Fettgewebe	Biochemie

Heft 22 Harnorgane und Elektrolythaushalt

1	Harnorgane	Anatomie, Histologie
2	Nierenfunktion	Physiologie, Biochemie
3	Säure-Basen-Reaktionen	Chemie
4	Säure-Basen-Haushalt	Physiologie, Biochemie
5	Wasser- und Elektrolythaushalt	Physiologie, Biochemie

Heft 23 Endokrines System

1	Endokrines System	Biochemie, Histologie, Physiologie
2	Epiphyse	Histologie
3	Hypothalmus-Hypophysen-System	Biochemie, Histologie, Physiologie
4	Endokrines Pankreas	Biochemie, Histologie
5	Schilddrüse	Anatomie, Biochemie, Histologie, Physiologie
6	Nebenschilddrüsen	Anatomie, Biochemie, Histologie, Physiologie
7	Endokrine Funktionen der Niere	Physiologie, Biochemie
8	Nebenniere	Anatomie, Biochemie, Histologie, Physiologie
9	Diffuses neuroendokrines System (DNES)	Anatomie, Histologie
10	Gewebshormone	Biochemie, Physiologie

Heft 24 Geschlechtsorgane und Reproduktion

1	Entwicklung der Geschlechtsorgane	Anatomie
2	Weibliche Geschlechtsorgane	Anatomie, Histologie, Physiologie
3	Männliche Geschlechtsorgane	Anatomie, Histologie, Physiologie
4	Angewandte und topografische Anatomie	Anatomie
5	Blutgefäße, Lymphgefäße, vegetative Innervation	Anatomie
6	Sexualhormone	Biochemie, Physiologie
7	Sexualität und Reproduktion	Physiologie, Psych-Soz
8	Schwangerschaft und Geburt	Anatomie, Histologie, Physiologie

Heft 25 Medizinstudium: Lernen, Organisation, Physikum

1	How To … Vorklinik
2	How To … Physikum
3	Lernpläne
4	Kreuzen

Die Bände der Reihe „Vorklinik Finale“

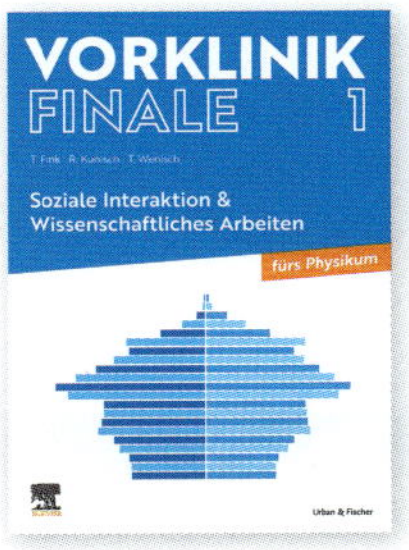

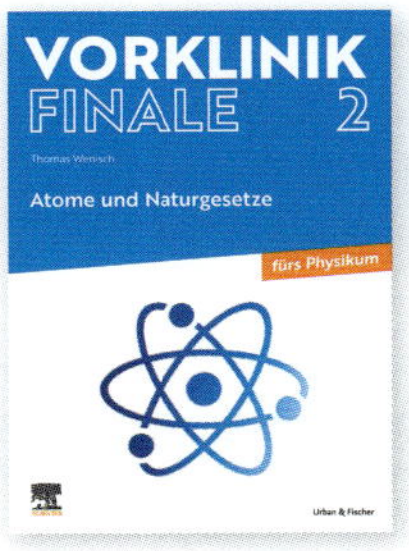

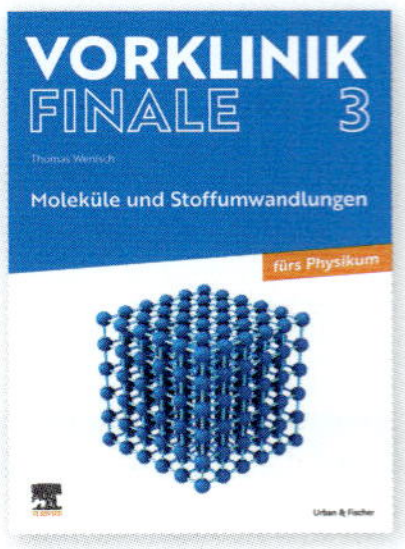

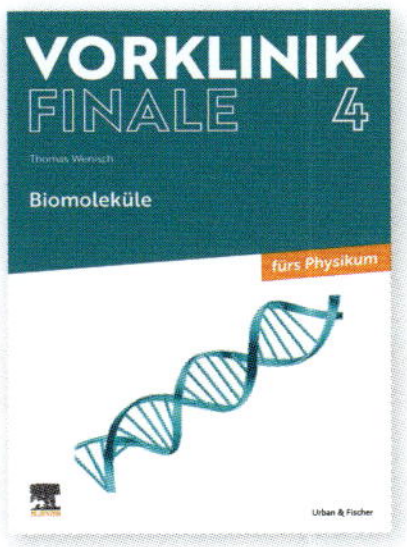

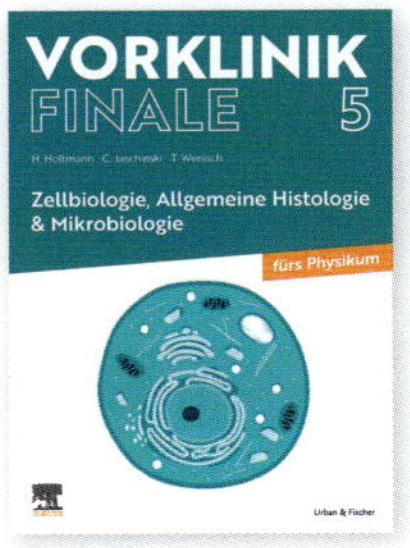

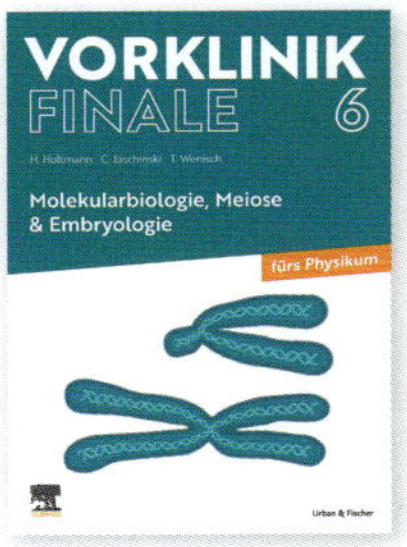

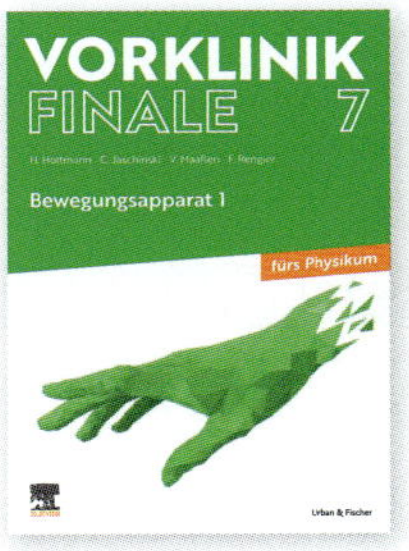

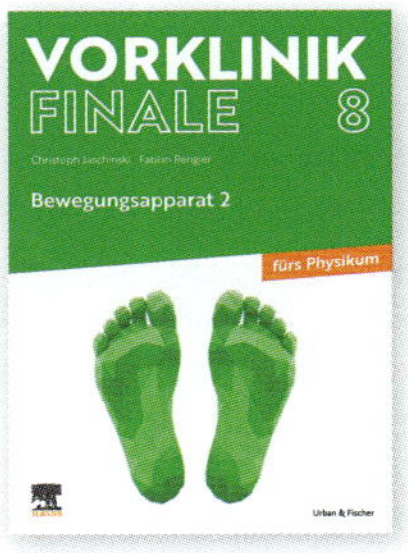

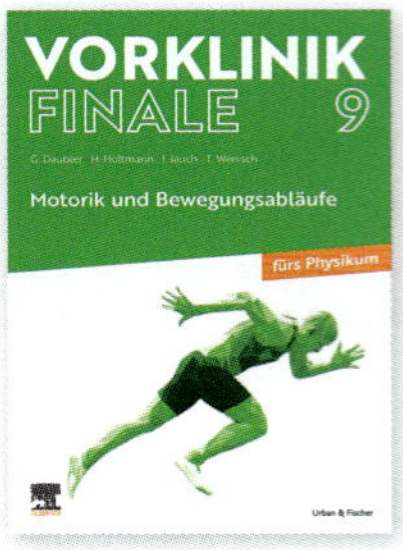

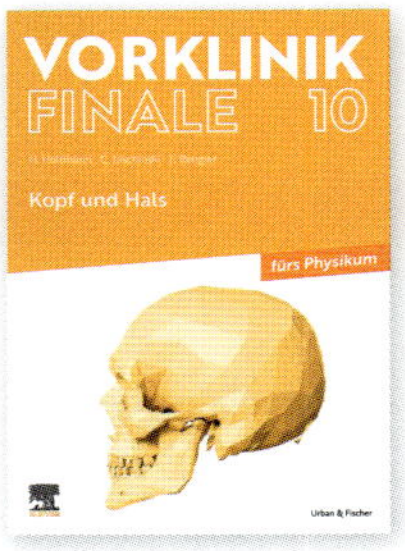

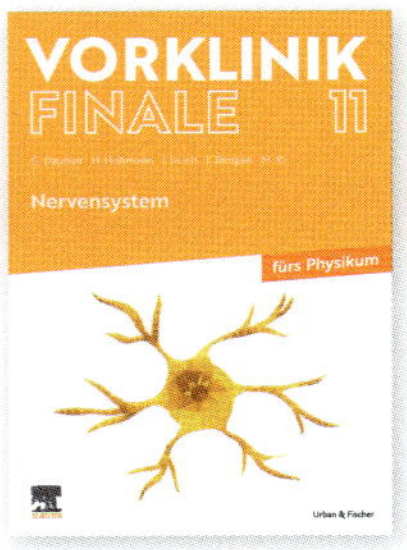

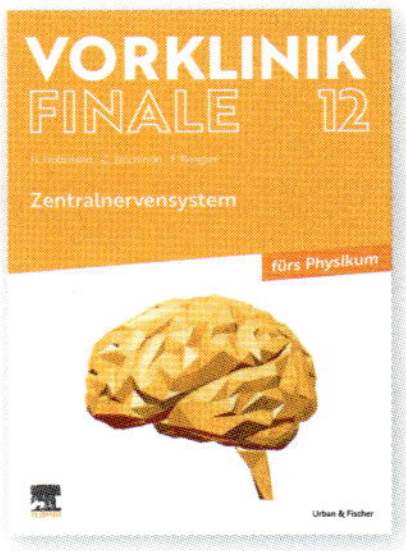

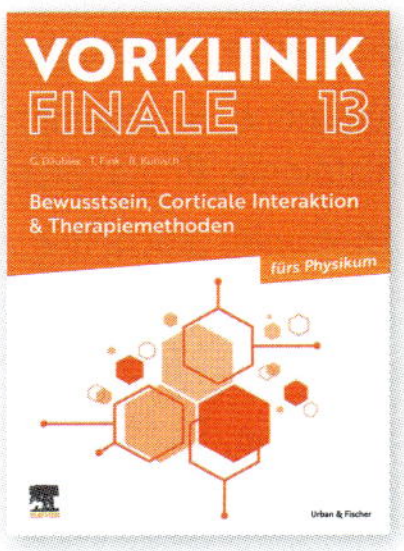

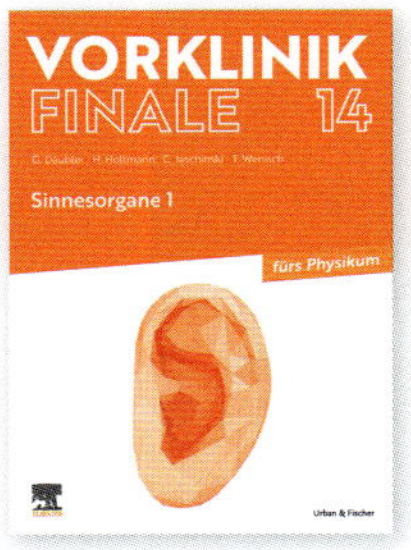

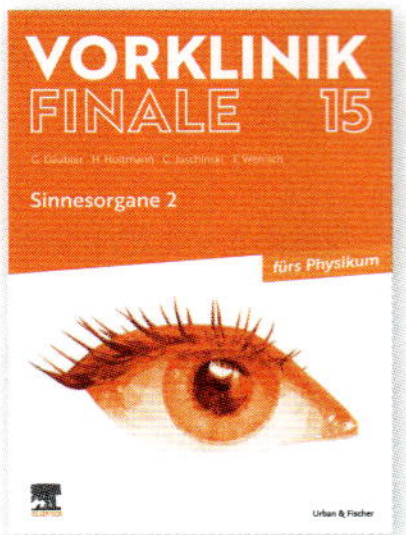

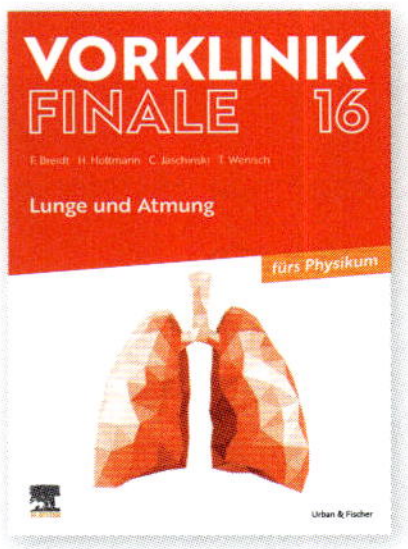

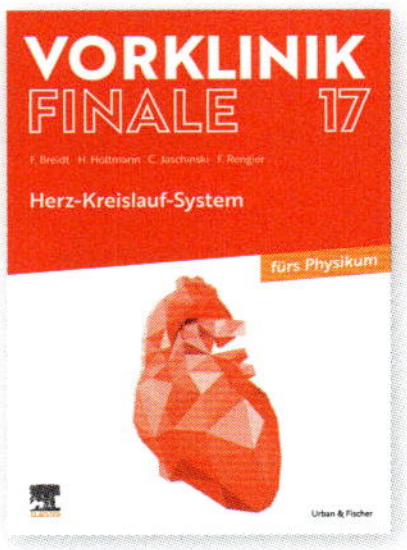

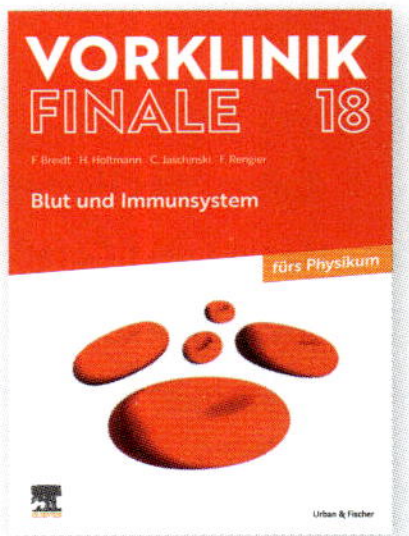

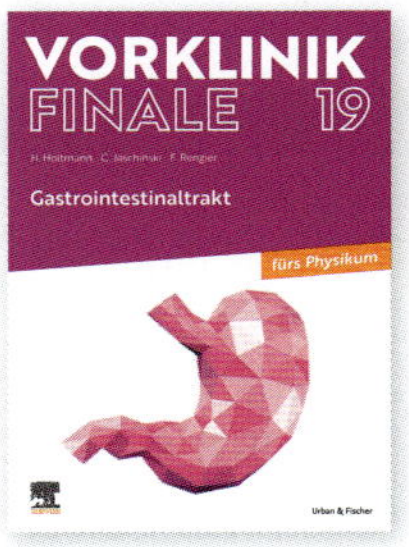

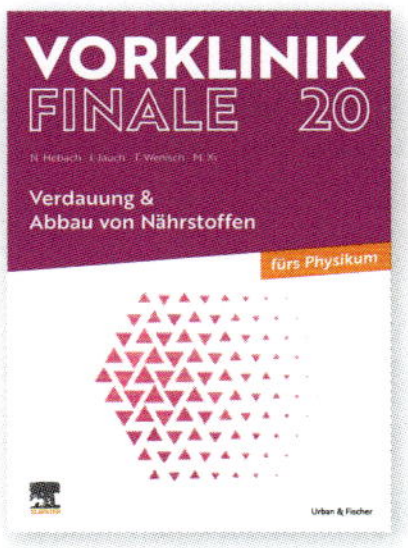

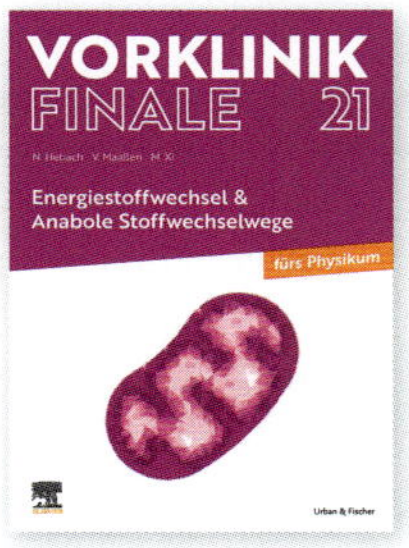

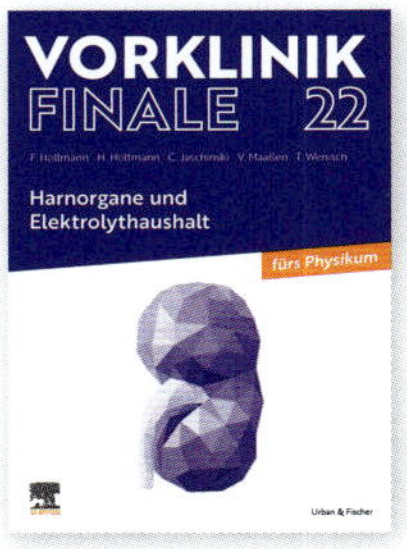

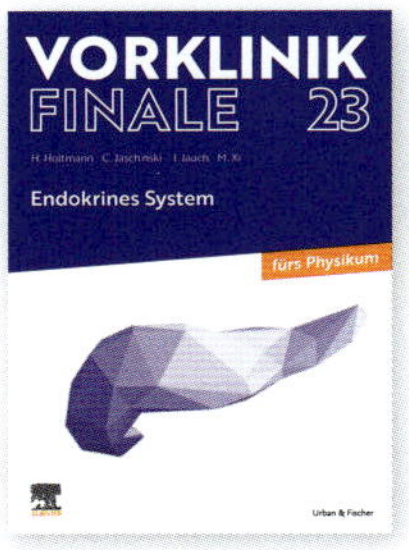

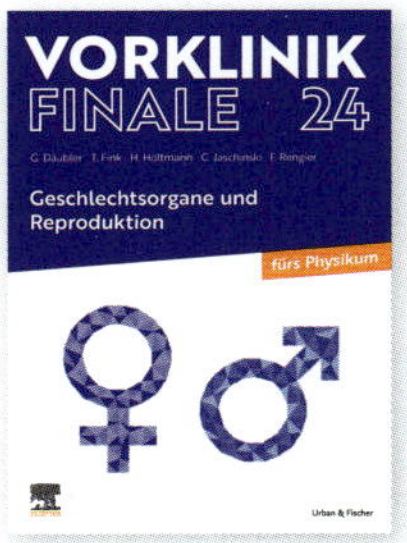

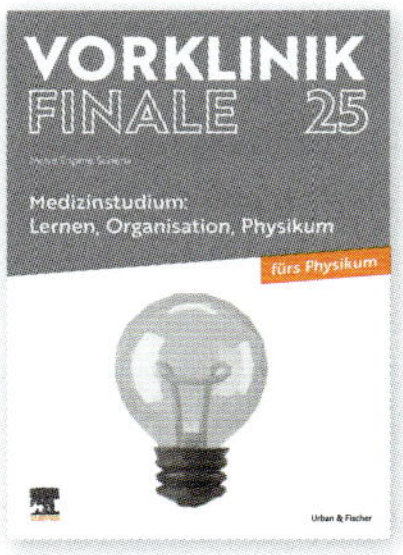

20230201d
Irrtümer vorbehalten. Stand 02/2023

Nils Hebach, Vanessa Maaßen, Michelle Xi

Vorklinik Finale 21

Energiestoffwechsel & Anabole Stoffwechselwege

1. Auflage

Unter Verwendung von Inhalten von:
Fabian Bock, Maximilian Pfau

ELSEVIER

Elsevier GmbH, Bernhard-Wicki-Str. 5, 80636 München, Deutschland
Wir freuen uns über Ihr Feedback und Ihre Anregungen an kundendienst@elsevier.com

ISBN 978-3-437-44325-1
eISBN 978-3-437-05092-3

1. Auflage 2023

Wichtiger Hinweis
Die medizinischen Wissenschaften unterliegen einem sehr schnellen Wissenszuwachs. Der stetige Wandel von Methoden, Wirkstoffen und Erkenntnissen ist allen an diesem Werk Beteiligten bewusst. Sowohl der Verlag als auch die Autorinnen und Autoren und alle, die an der Entstehung dieses Werkes beteiligt waren, haben große Sorgfalt darauf verwandt, dass die Angaben zu Methoden, Anweisungen, Produkten, Anwendungen oder Konzepten dem aktuellen Wissensstand zum Zeitpunkt der Fertigstellung des Werkes entsprechen.
Der Verlag kann jedoch keine Gewähr für Angaben zu Dosierung und Applikationsformen übernehmen. Es sollte stets eine unabhängige und sorgfältige Überprüfung von Diagnosen und Arzneimitteldosierungen sowie möglicher Kontraindikationen erfolgen. Jede Dosierung oder Applikation liegt in der Verantwortung der Anwenderin oder des Anwenders. Die Elsevier GmbH, die Autorinnen und Autoren und alle, die an der Entstehung des Werkes mitgewirkt haben, können keinerlei Haftung in Bezug auf jegliche Verletzung und/oder Schäden an Personen oder Eigentum, im Rahmen von Produkthaftung, Fahrlässigkeit oder anderweitig übernehmen.

Für die Vollständigkeit und Auswahl der aufgeführten Medikamente übernimmt der Verlag keine Gewähr.
Geschützte Warennamen (Warenzeichen) werden in der Regel besonders kenntlich gemacht (®). Aus dem Fehlen eines solchen Hinweises kann jedoch nicht automatisch geschlossen werden, dass es sich um einen freien Warennamen handelt.

Bibliografische Information der Deutschen Nationalbibliothek
Die Deutsche Nationalbibliothek verzeichnet diese Publikation in der Deutschen Nationalbibliografie; detaillierte bibliografische Daten sind im Internet über https://www.dnb.de abrufbar.

23 24 25 26 27 5 4 3 2 1

In ihren Veröffentlichungen verfolgt die Elsevier GmbH das Ziel, genderneutrale Formulierungen für Personengruppen zu verwenden. Um jedoch den Textfluss nicht zu stören sowie die gestalterische Freiheit nicht einzuschränken, wurden bisweilen Kompromisse eingegangen. Selbstverständlich sind **immer alle Geschlechter** gemeint.

Planung: Susanne Szczepanek
Projektmanagement: Elisabeth Märtz
Redaktion, Abbildungsmanagement: Heike Siebert/Michael Kraft, mimo-booxx|textwerk. – Büro für Verlagsdienstleistungen, Augsburg
„Jetzt bist du dran!“-Seiten: Sabrina Burdorf, Miriam Kirschhock, Merle Sophie Schenk
Rechteklärung: Ramona Mühlbauer, Lisa Neulinger
Herstellung: Hildegard Graf, Germering
Satz: abavo GmbH, Buchloe
Druck und Bindung: Drukarnia Dimograf Sp. z o. o., Bielsko-Biała/Polen
Umschlaggestaltung: SpieszDesign, Neu-Ulm
Titelfotografie: © Daranee – stock.adobe.com

Aktuelle Informationen finden Sie im Internet unter **www.elsevier.de**

Herzlich willkommen bei Vorklinik Finale!

Hier findest du alle Inhalte, die du für das Physikum brauchst!

Egal ob du am Beginn des Medizinstudiums stehst oder schon kurz vor dem Physikum, ob du in einem Regel- oder Reformstudiengang studierst – Vorklinik Finale unterstützt dich beim effizienten Lernen und Überblick gewinnen!

Gliederung nach Organen:

Durch die Gliederung nach Organen bzw. Organsystemen stehen hier die Inhalte zusammen, die zusammengehören: Die Biochemie, Physiologie und Histologie der Muskeltypen – alles in einem Kapitel. Physik/Optik, Anatomie der Augen und Physiologie des Sehens – direkt aufeinander folgend. Das hat mehrere **Vorteile:**

- Zum einen wird viel deutlicher, warum du naturwissenschaftliche Grundlagen lernst.
- Zum anderen bereitet dich diese Darstellung optimal auf den klinischen Abschnitt und die ärztliche Tätigkeit vor.
- Und außerdem: Bei der Darstellung nach Fächern werden viele Inhalte doppelt dargestellt, damit die Inhalte einem logischen Aufbau folgen. Im Vorklinik Finale sind diese Inhalte bereits zusammengefasst, das erleichtert dir das Lernen! Selbstverständlich sind **alle** relevanten Inhalte der Fächer enthalten.

Das steckt drin:

Vorklinik Finale erläutert dir von Heft 1 bis Heft 6 wichtige Grundlagen – diese lassen sich keinem Organsystem zuordnen, da musst du leider durch! – und führt dich von Heft 7 bis Heft 24 einmal durch alle Organsysteme. **Heft 25 gibt dir wertvolle Tipps zum Lernen im vorklinischen Abschnitt und zur Vorbereitung auf das Physikum.** Schau doch mal rein!

Du kannst die Hefte auf unterschiedliche Art nutzen:

- Während des vorklinischen Abschnitts, um dir einen Überblick über den gesamten Lernstoff zu verschaffen und Inhalte einzuordnen.
- Während des vorklinischen Abschnitts, um schnell zu sehen, wie Inhalte aus den einzelnen Fächern bei einem bestimmten Organsystem zusammenkommen.
- Und natürlich zur Vorbereitung auf das Physikum.

Alles drin und Überblick garantiert!

Ganz vorne und ganz hinten im Heft findest du jeweils eine Gesamtübersicht, einmal nach Organen und einmal nach Fächern.

Wir wünschen dir viel Freude und Erfolg im Medizinstudium!

So nutzt du die Vorklinik-Finale-Hefte

Navigation

Du siehst am Anfang jedes Kapitels und Teilkapitels, welche Fächer enthalten sind:

Physik, Physiologie

Wie bereits erwähnt, gibt es ganz vorne und ganz hinten im Heft jeweils eine **Gesamtübersicht,** einmal nach Organen und einmal nach Fächern.

Diese Markierungen weisen auf wichtige Inhalte hin

MERKE
Hier erhältst du wichtige Tipps und Hinweise.

KLINIK
Hier findest du relevante klinische Inhalte.

FOKUS
Hier stehen klinische Inhalte aus dem Fokuserkrankungs-Netzwerk gemäß Entwurf des neuen NKLM. Sie wurden damit als besonders wichtig für den vorklinischen Abschnitt definiert, und wir empfehlen, sie besonders aufmerksam anzusehen!

Besonders prüfungsrelevante Inhalte sind gelb hinterlegt.

Aktives Lernen und Überblick behalten

CHECK-UP
Am Ende jedes Teilkapitels stehen einige Verständnisfragen zum Selbstcheck. Das vermeidet ein „Gelesen, aber nicht gelernt".

Jetzt bist du dran!

Überblick gewinnen

Diese Kästen findest du am Ende jedes Teilkapitels. Sie erinnern dich daran, dass du dir die Inhalte kurz zusammenfasst, so dass du dir Schritt für Schritt Überblick verschaffst. Die Stichwörter werden am Ende des Kapitels weiterverwendet (siehe unten).

Jetzt bist du dran!

Am Ende jedes Kapitels haben wir dir diese Seite zur Bearbeitung vorbereitet. Sie schlägt dir verschiedene Aufgaben vor, wie du den Inhalt noch einmal aktiv wiederholen kannst.

Zeichenaufgabe / Anregungen zur weiteren Wiederholung

Studierende höherer Semester geben euch Tipps, wie ihr wichtige Inhalte aktiv zu Papier bringt. Ideal zum Wiederholen, allein und in Lerngruppen, auch zur mündlichen Vorbereitung.

Überblick gewinnen

Du hast ja bereits am Ende jedes Unterkapitels einige Stichwörter notiert. Hier kannst du daraus eine Mindmap oder Liste erstellen und damit aktiv Überblick gewinnen.

Abbildungsnachweis

Der Verweis auf die jeweilige Abbildungsquelle befindet sich bei allen Abbildungen im Werk am Ende des Legendentextes in eckigen Klammern.

L107	Michael Budowick, Atlanta, USA
L231	Stefan Dangl, München
L271	Matthias Korff, München
O523	Anneli Nau
V492	abavo GmbH, Buchloe

Fehler gefunden?

An unsere Inhalte haben wir sehr hohe Ansprüche. Trotz aller Sorgfalt kann es jedoch passieren, dass sich ein Fehler einschleicht oder fachlich-inhaltliche Aktualisierungen notwendig geworden sind. Sobald ein relevanter Fehler entdeckt wird, stellen wir eine Korrektur zur Verfügung.
Mit diesem QR-Code gelingt der schnelle Zugriff.

https://else4.de/978-3-437-44325-1

Wir sind dankbar für jeden Hinweis, der uns hilft, dieses Werk zu verbessern. Bitte richten Sie Ihre Anregungen, Lob und Kritik an folgende E-Mail-Adresse: kundendienst@elsevier.com

Inhaltsverzeichnis

KAPITEL

1 Citratzyklus und Atmungskette

Biochemie

1.1 Pyruvatdehydrogenasekomplex

Nils Hebach, Vorauflage: Maximilian Pfau

Biochemie

Das Pyruvat aus der Glykolyse gelangt mittels eines **Pyruvat-/H⁺-Symporters** in die **mitochondriale Matrix.** Damit Pyruvat in den Citratzyklus eingeschleust werden kann, muss es dort in Acetyl-CoA umgewandelt werden (➤ Abb. 1.1). Diese Reaktion wird von einem **Multienzymkomplex** namens **Pyruvatdehydrogenase-komplex** katalysiert. Da es sich um eine stark exergone Reaktion handelt, ist dieser Schritt **irreversibel.**

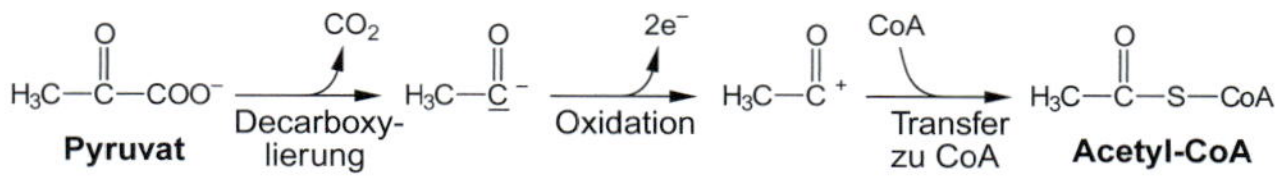

Abb. 1.1 Die Gesamtreaktion des Pyruvatdehydrogenasekomplexes [O523]

1.1.1 Reaktionsschritte

Der Pyruvatdehydrogenasekomplex besteht aus mehreren Kopien dreier Enzym-Untereinheiten (E1–E3), die jede für sich eine Teilreaktion katalysieren.

Pyruvatdehydrogenase (E1)

Die erste Enzymuntereinheit enthält aktiviertes **Thiaminpyrophosphat** (Vitamin B_1) als Co-Enzym. Das sehr reaktive C2-Atom des Thiazolrings bildet eine kovalente Bindung mit der Ketogruppe des Pyruvats aus.

Durch Mesomeriestabilisierung wird der Pyruvatrest anschließend unter Freisetzung von CO_2 **decarboxyliert** (➤ Abb. 1.2). Es entsteht ein Hydroxyethyl-Rest.

Dihydrolipoyl-Transacetylase (E2)

Im nächsten Schritt wird der C_2-Körper auf den Co-Faktor **Liponamid** übertragen und dabei **oxidiert.** Es entsteht S-Acetyl-Hydroliponamid (➤ Abb. 1.2).

Nun wird der Acetyl-Rest auf CoA übertragen und es entsteht der **energiereiche Thioester Acetyl-CoA.**

Dihydrolipoyl-Dehydrogenase (E3)

Das **Dihydroliponamid** muss wieder **zu Liponamid oxidiert** werden. Dabei wird FAD^+ zu **$FADH_2$** reduziert (➤ Abb. 1.2). $FADH_2$ gibt anschließend seine Elektronen an NAD^+ weiter. So entsteht letztendlich **NADH + H⁺.**

1.1.2 Regulation

Produkthemmung

Der Pyruvatdehydrogenasekomplex wird durch seine Produkte gehemmt, also durch Acetyl-CoA und NADH/H⁺ (➤ Abb. 1.3).

Interkonvertierung

Im Pyruvatdehydrogenasekomplex ist sowohl eine **Kinase** als auch eine **Phosphatase** enthalten, sodass er sich selbst ATP-abhängig phosphorylieren und auch dephosphorylieren kann. Der Komplex ist dephosphoryliert aktiv und phosphoryliert inaktiv (➤ Abb. 1.3). Aktivatoren der Pyruvatdehydrogenasekomplex-Kinase sind Acetyl-CoA und NADH/H⁺.

MERKE
Da sich der Pyruvatdehydrogenasekomplex in der mitochondrialen Matrix befindet, ist er nicht cAMP-gesteuert.

CHECK-UP
- Nenne die fünf Co-Faktoren des Pyruvatdehydrogenasekomplexes?
- Wann liegt der Pyruvatdehydrogenasekomplex phosphoryliert und somit inaktiv vor?

Jetzt bist du dran!

Überblick gewinnen

Notiere dir ca. 5 Stichwörter aus diesem Unterkapitel.

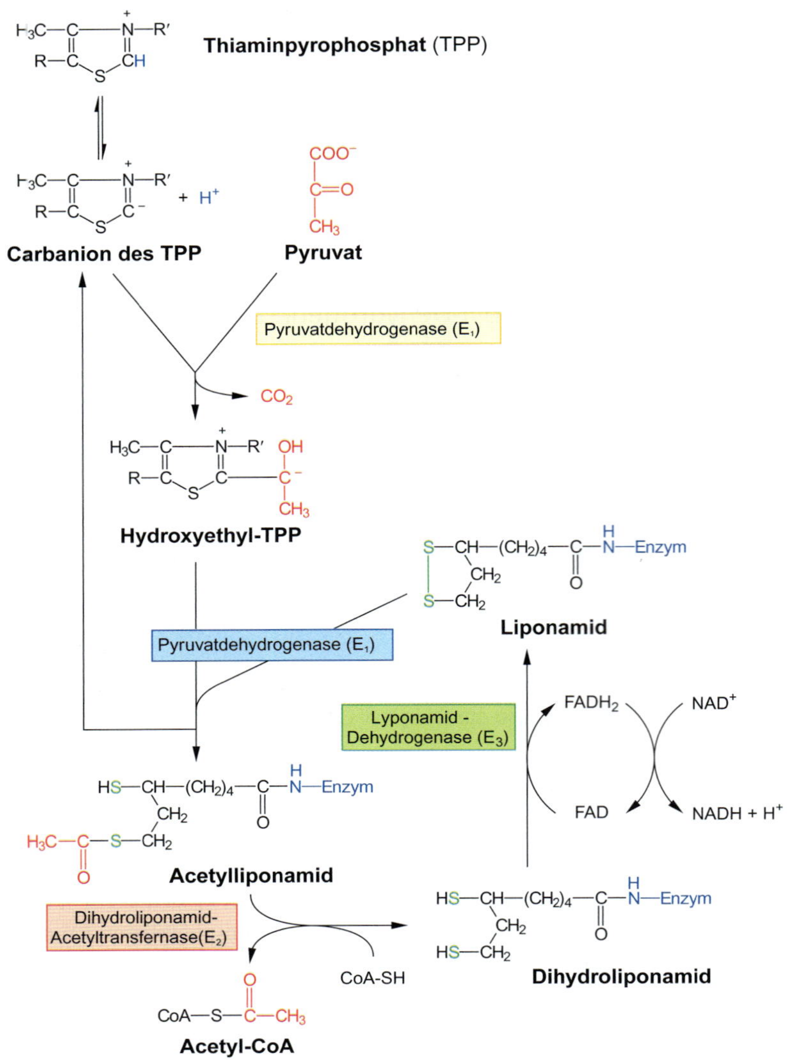

Abb. 1.2 Die einzelnen Reaktionsschritte des Pyruvatdehydrogenasekomplexes im Detail [O523]

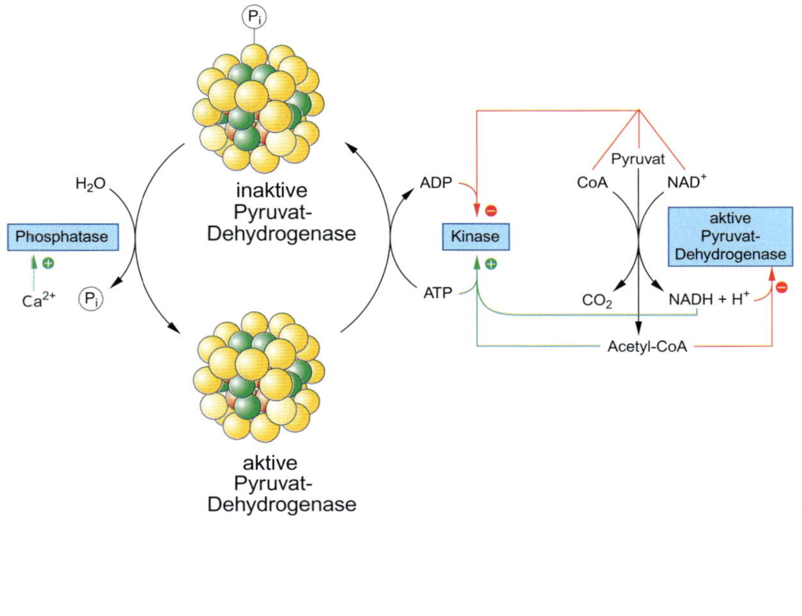

Abb. 1.3 Regulation des Pyruvatdehydrogenasekomplexes [O523]

1.2 Citratzyklus

Nils Hebach, Vorauflage: Maximilian Pfau

Biochemie

Die Aufgabe des Citratzyklus ist es, **Acetyl-CoA** oxidativ vollständig zu **CO_2** abzubauen. Die bei den Oxidationsschritten frei werdenden Elektronen werden in Form von **NADH + H^+** und **$FADH_2$** fixiert. Zusätzlich wird durch Substratkettenphosphorylierung ein **GTP** gebildet. Der Citratzyklus findet in der **mitochondrialen Matrix** statt.

Kohlenhydrate werden in der Glykolyse in Pyruvat und über den Pyruvatdehydrogenasekomplex in Acetyl-CoA umgewandelt und dann in den Citratzyklus eingespeist. Fette können direkt als Acetyl-CoA in den Citratzyklus einfließen, während Aminosäuren an verschiedenen Stellen einfließen können.

1.2.1 Reaktionen des Citratzyklus

Zum besseren Verständnis kann man sich den Citratzyklus in zwei Teile gliedern:

- **Oxidativer Acetyl-CoA-Abbau:** Alle Reaktionen bis zum Succinat dienen dem oxidativen Abbau des C_2-Körpers Acetyl-CoA. Insgesamt entstehen in diesem Teil 2 CO_2, 2 NADH + H^+ und 1 GTP.
- **Oxalacetat-Regeneration:** Succinat wird durch Oxidation, Hydratisierung und erneute Oxidation wieder in Oxalacetat umgewandelt. Dabei entstehen 1 $FADH_2$ und 1 NADH + H^+.

Oxidativer Acetyl-CoA-Abbau

- Im ersten Schritt reagiert Acetyl-CoA mit Oxalacetat und H_2O zu Citrat (➤ Abb. 1.4). Citrat ist ein tertiärer Alkohol und lässt sich nicht oxidieren. Die Reaktion wird durch die **Citratsynthase** katalysiert.
- Da sich Citrat als tertiärer Alkohol nicht oxidieren lässt, wird es mithilfe der **Aconitase** durch Wasserumlagerung in cis-Aconitat und anschließend in Isocitrat umgewandelt. Isocitrat ist ein sekundärer Alkohol.
- NAD^+-abhängig wird Isocitrat durch die **Isocitrat-Dehydrogenase** zu dem Keton Oxalsuccinat oxidiert. Oxalsuccinat zerfällt anschließend unter Abgabe von **CO_2** zu α-Ketoglutarat. Bei dieser Reaktion entsteht das erste **NADH + H^+.**
- α-Ketoglutarat wird schließlich mithilfe der **α-Ketoglutarat-Dehydrogenase** durch dehydrierende Decarboxylierung zu Succinyl-CoA oxidiert. Bei dieser Reaktion wird das zweite **CO_2** frei und es entsteht ein weiteres **NADH + H^+.** Der α-Ketoglutarat-Dehydrogenasekomplex (OGDC) weist sowohl strukturell als auch funktionell große Ähnlichkeiten mit dem Pyruvatdehydrogenasekomplex (PDC) auf (➤ Tab. 1.1).

Tab. 1.1 Vergleich OGDC und PDC

Untereinheiten OGDC	Untereinheiten PDC
α-Ketoglutarat-Dehydrogenase (E_1)	Pyruvatdehydrogenase (E_1)
Dihydrolipoamid-Succinyltransferase (E_2)	Dihydrolipoyl-Transacetylase (E_2)
Dihydrolipoamid-Dehydrogenase (E_3)	Dihydrolipoyl-Dehydrogenase (E_3)

Regeneration von Oxalacetat

- Die Energie der Thioesterbindung, die bei der Abspaltung von CoA von Succinyl-CoA frei wird, wird durch Substratkettenphosphorylierung in **GTP** fixiert. Übrig bleibt neben GTP, CoA-SH und Succinat (➤ Abb. 1.5). Die Reaktion wird durch die **Succinyl-CoA-Synthetase** katalysiert.

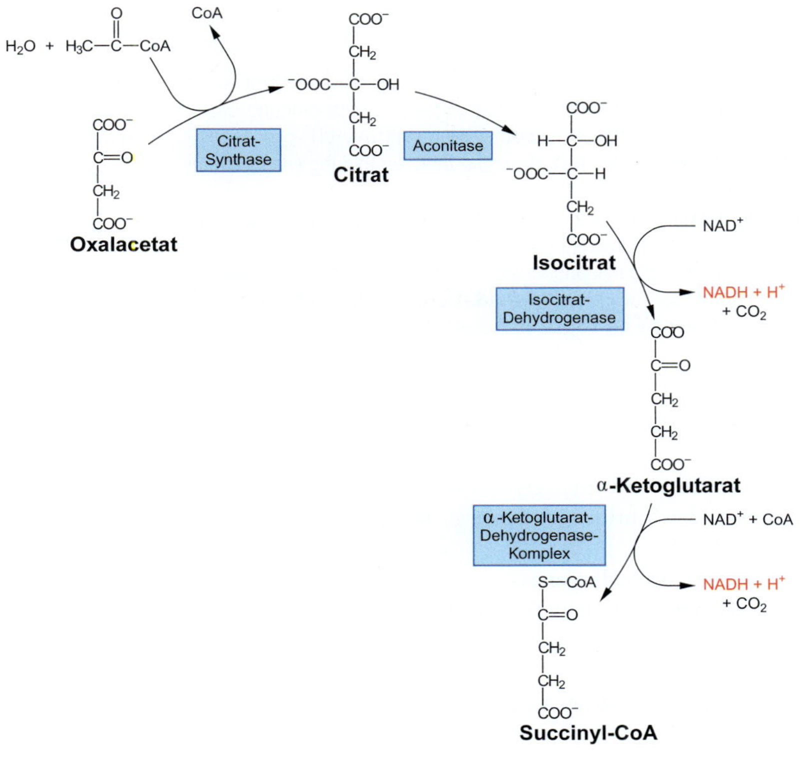

Abb. 1.4 1. Teil des Citratzyklus: Oxidativer Abbau des Acetyl-CoA [O523]

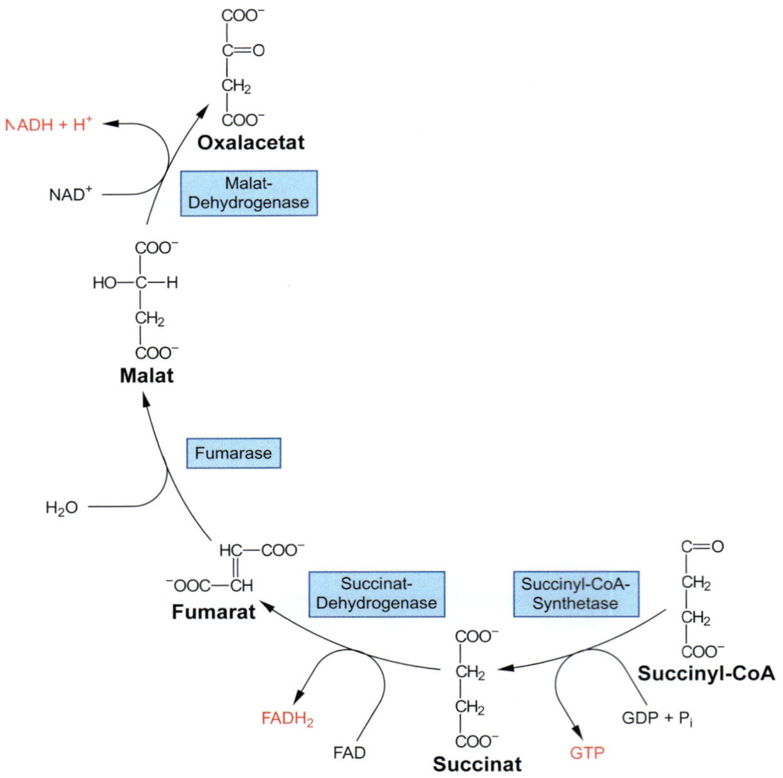

Abb. 1.5 2. Teil des Citratzyklus: Regeneration von Oxalacetat [O523]

- Die **Succinat-Dehydrogenase,** die auch ein Teil der Atmungskette ist, oxidiert Succinat FAD-abhängig zu Fumarat. Dabei entsteht ein **$FADH_2$.**
- Nun wird Fumarat durch die **Fumarase** hydratisiert. Es bildet sich Malat.
- Malat wird im letzten Schritt durch die **Malat-Dehydrogenase** NAD^+-abhängig oxidiert. Dabei entstehen das letzte **NADH + H^-** und Oxalacetat. Der Zyklus kann dann wieder von vorne beginnen.

KLINIK

Folgende Reaktionen des Citratzyklus laufen nach diesem Prinzip ab:
- **1. Oxidation:** Es kommt zur Einführung einer Doppelbindung. Hierbe wird ein Reduktionsäquivalent gewonnen ($NADH/H^+$ oder $FADH_2$).
- **Hydratisierung:** Eine Hydratisierung führt zur Bildung einer Alkoholgruppe.
- **2. Oxidation:** Die Alkoholgruppe wird zu einer Carbonylgruppe oxidiert. Ein weiteres Reduktionsäquivalent wird gewonnen.

Das Muster dieser aufeinanderfolgenden Reaktion findet sich sowohl im **Citratzyklus** als auch bei der **β-Oxidation.** In umgekehrter Form findet sich das Muster bei der Fettsäure-Biosynthese.

1.2.2 Bilanz des Citratzyklus

Im Citratzyklus wird ein Acetylrest vollständig oxidiert:

In folgenden Schritten wird Energie fixiert:
- 3 NADH + H^+
  - **Isocitrat-Dehydrogenase**
  - **α-Ketoglutarat-Dehydrogenase**
  - **Malat-Dehydrogenase**
- 1 $FADH_2$
  - **Succinat-Dehydrogenase**
- 1 GTP
  - **Succinyl-CoA-Synthetase**

Pro NADH + H^+ werden in der Atmungskette ca. 2,3 ATP gewonnen, pro $FADH_2$ sind es 1,5 ATP. Es werden somit pro Citratzyklus 9 ATP und 1 GTP gewonnen, also insgesamt **10 energiereiche Triphosphate.**

1.2.3 Regulation des Citratzyklus

Besonders die stark exergonen Teilschritte des Citratzyklus werden reguliert. Dazu zählen die Reaktionen, die durch die **Citratsynthase,** die **Isocitrat-Dehydrogenase** und die **α-Ketoglutarat-Dehydrogenase** katalysiert werden. Auch die Succinat-Dehydrogenase wird stark reguliert. Die Regulation erfolgt über drei Mechanismen:
- **Produkthemmung:** Die Citratsynthase wird durch Citrat gehemmt, die Isocitrat-Dehydrogenase und die α-Ketoglutarat-Dehydrogenase durch NADH.
- **Aktivatoren:** ADP, Mg^{2+} und Mn^{2+} sind allosterische Aktivatoren der Isocitrat-Dehydrogenase.
- **Inhibitoren** (Rückkopplung): Neben der direkten Produktinhibition hemmen auch später folgende Stoffwechselintermediate manche Enzyme. Die meisten Enzyme des Citratzyklus lassen sich durch ATP hemmen. Die Succinat-Dehydrogenase wird durch Oxalacetat gehemmt.

1.2.4 Zentrale Rolle des Citratzyklus

Im Citratzyklus werden nicht nur Reduktionsäquivalente für die Atmungskette gewonnen, die Intermediate des Citratzyklus gehen auch in andere Stoffwechselwege ein (➤ Abb. 1.6).

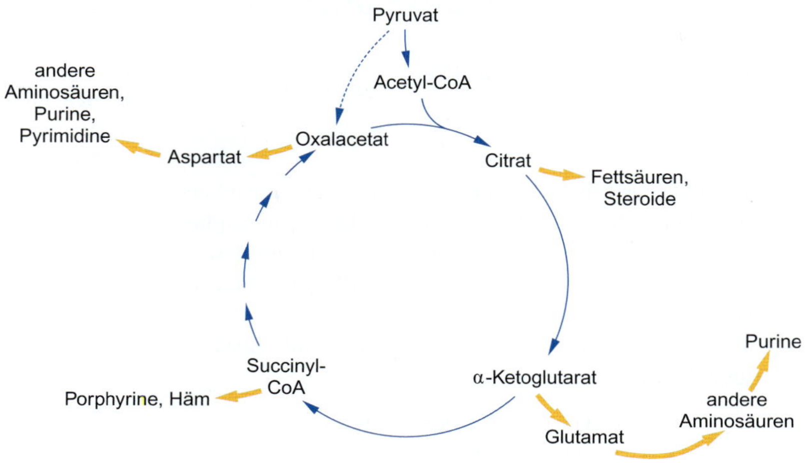

Abb. 1.6 Anabole Synthesen ausgehend vom Citratzyklus [O523]

Anabole Reaktionen

- **Citrat:** Da Acetyl-CoA die mitochondriale Matrix nicht verlassen kann, reagiert es zusammen mit Oxalacetat zu Citrat. Dieses Citrat kann anschließend ins Zytosol. Dort wird es wieder in Oxalacetat und Acetyl-CoA gespalten und bildet die Grundlage für die Synthese von Fettsäuren und Cholesterin.
- **α-Ketoglutarat:** α-Ketoglutarat bildet die Grundlage für die Aminosäuren Glutamat, Glutamin und Prolin. Außerdem wird aus Glutamat der Neurotransmitter GABA synthetisiert.
- **Succinyl-CoA:** Zusammen mit Glycin kondensiert Succinyl-CoA zu δ-Aminolävulinat und bildet so die Grundlage für die Häm-Biosynthese.
- **Oxalacetat:** Durch Transaminierung entsteht aus der α-Ketosäure Oxalacetat die Aminosäure Aspartat. Oxalacetat verbindet den Citratzyklus also mit dem Harnstoffzyklus.

Katabole Reaktionen

Neben zahlreichen anabolen Reaktionen enden auch einige katabole Reaktionen im Citratzyklus, deshalb ist der Citratzyklus **amphibol.** Zu diesen katabolen Reaktionen gehört beispielsweise der Aminosäureabbau.

Anaplerotische Reaktionen

Da dem Citratzyklus ständig Intermediate für anabole Reaktionen entnommen werden, muss er wieder aufgefüllt werden. Diese Auffüllreaktionen werden auch **anaplerotische Reaktionen** genannt. Vor allem das Enzym **Pyruvatcarboxylase** spielt dabei eine wichtige Rolle:

Pyruvat kann mittels Glykolyse fast beliebig nachgeliefert werden. Weitere wichtige Enzyme sind die Aminotransferasen und das Malatenzym. Außerdem fließen Kohlehydratgerüste aus dem Aminosäureabbau in den Citratzyklus ein.

CHECK-UP

- Nenne alle Schritte des Citratzyklus, bei denen CO_2 frei, ein Reduktionsäquivalent oder ein energiereiches Triphosphat gewonnen wird.
- Wie wird der Citratzyklus reguliert?
- Was versteht man unter anaplerotischen Reaktionen?

Jetzt bist du dran!

Überblick gewinnen

Notiere dir ca. 5 Stichwörter aus diesem Unterkapitel.

1.3 Atmungskette und oxidative Phosphorylierung

Nils Hebach, Vorauflage: Maximilian Pfau

Biochemie

Nur ein sehr kleiner Teil der im Stoffwechsel frei werdenden Energie wird direkt durch Substratkettenphosphorylierung in Triphosphaten fixiert. Der Großteil der Energie, der in der Glykolyse, β-Oxidation und dem Citratzyklus frei wird, wird in Co-Enzymen wie **NADH** oder **$FADH_2$** fixiert.

Die Redoxreaktion der Co-Enzyme mit Sauerstoff ähnelt der **Knallgasreaktion:**

$$H_2 + ½\,O_2 \rightarrow H_2\ (\text{Knallgasreaktion})$$
$$NADH + H^+ + ½\,O_2 \rightarrow NAD^+ + H_2O\ (\text{Atmungskette})$$

Die Energiebeträge, die bei dieser Oxidation von NADH und $FADH_2$ und der Reduktion des Sauerstoffs frei werden, sind weitaus höher als die –32,3 kJ/mol der ATP-Hydrolyse.

MERKE

Die Aufgabe der Atmungskette besteht darin, die Energie von NADH und $FADH_2$ in kleinere Stücke aufzuteilen. Dies geschieht, indem die bei der Oxidation der Co-Enzyme frei werdende Energie in der **oxidativen Phosphorylierung** zur ATP-Gewinnung genutzt wird.

1.3.1 Atmungskette

Die Atmungskette selbst besteht aus den Proteinkomplexen I–IV. Diese Enzyme sind in die innere Mitochondrienmembran eingelagert und katalysieren die Redoxreaktionen der Atmungskette (➤ Abb. 1.7).

Komplex I: NADH-Ubichinon-Oxidoreduktase

Der Komplex I überträgt von $NADH/H^+$ **2 Protonen** und **2 Elektronen** auf Ubichinon (Co-Enzym Q), das dabei zu **Ubichinol** reduziert wird.

Die prosthetische Gruppe von Komplex I ist **Flavinmononukleotid** (FMN), das zunächst die Elektronen von $NADH/H^+$ aufnimmt und dabei zu $FMNH_2$ reduziert wird. Die Elektronen werden anschließend an **Eisen-Schwefel-Cluster** weitergegeben und zuletzt auf Ubichinon übertragen. Gleichzeitig werden **4 Protonen** in den **Intermembranraum** gepumpt.

Komplex II: Succinat-Ubichinon-Oxidoreduktase

Komplex II ist auch Teil des Citratzyklus und wird auch **Succinat-Dehydrogenase** genannt. Bei der Oxidation von Succinat werden die Elektronen zunächst auf FAD übertragen, welches so zu $FADH_2$ reduziert wird. Danach durchlaufen die Elektronen wiederum Eisen-Schwefel-Cluster und werden zusammen mit 2 Protonen in Form von Ubichinol fixiert.

MERKE

Als einziger Proteinkomplex der Atmungskette befördert der Komplex II keine Protonen in den Intermembranraum und ist somit nicht direkt am Aufbau des Protonengradienten beteiligt.

Ubichinol als Sammelpool

Ubichinon kann nicht nur in der Atmungskette zu Ubichinol reduziert werden:

- **Glycerophosphatzyklus:** Zytosolisches $NADH/H^+$ aus der Glykolyse reduziert Dihydroxyacetonphosphat zu Glycerophosphat. Diese Reaktion wird von der **Glycerophosphatdehydrogenase** katalysiert. Anschließend wird das Glycerophosphat an

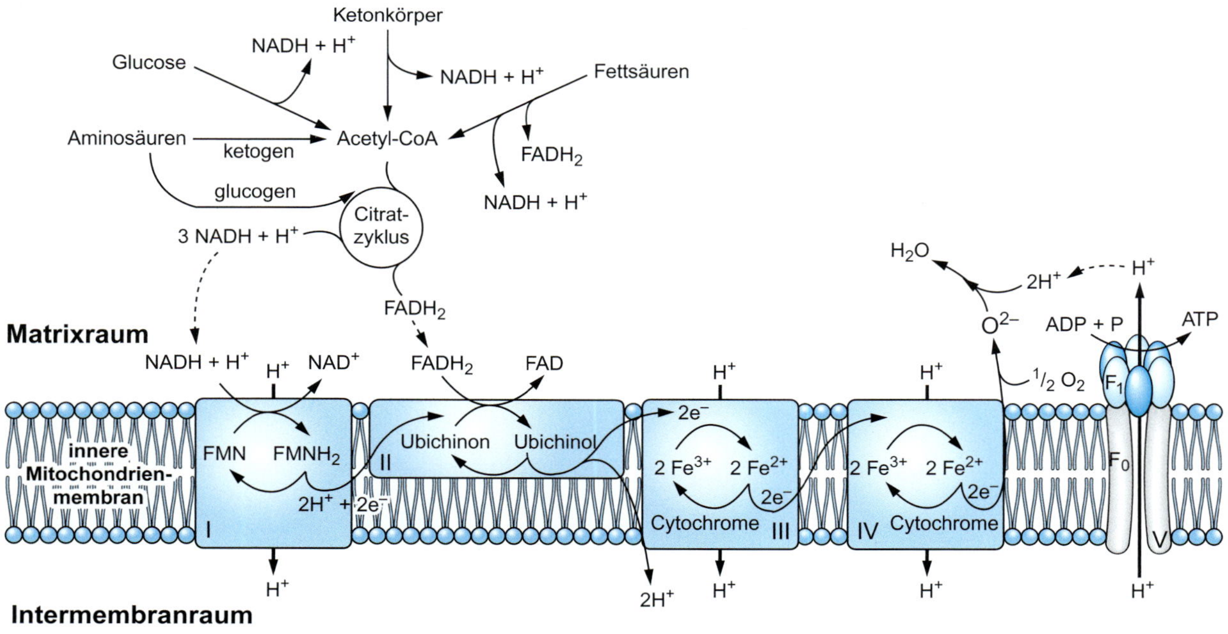

Abb. 1.7 Die Atmungskette und die oxidative Phosphorylierung [O523]

einem Membranprotein namens **Glycerophosphatoxidase** (GPOX) reoxidiert. Die Glycerophosphatoxidase überträgt dabei die Elektronen erst auf FAD, dann auf Ubichinon, welches so zu Ubichinol reduziert wird.

- **Elektronentransferierendes Flavoprotein** (EFT): Das aus der β-Oxidation stammende $FADH_2$ reduziert das Protein EFT. Dieses kann über die EFT-Ubichinon-Oxidoreduktase unter Bildung von Ubichinol reoxidiert werden.

Komplex III: Ubichinol-Cytochrom-c-Oxidoreduktase

In Komplex III wird Ubichinol wieder zu Ubichinon oxidiert. Die 2 frei werdenden Protonen werden in den **Intermembranraum** geleitet, während die 2 Elektronen je auf 1 Molekül **Cytochrom c** übertragen werden. Cytochrom c enthält eine Hämgruppe, deren Zentralatom von Fe^{3+} zu Fe^{2+} reduziert wird. Es ist ein kleines Protein, das locker an die Außenseite der inneren Mitochondrienmembran gebunden ist.

MERKE

Cytrochrom c ist ein Hämprotein, das ein Elektron aufnehmen und wieder abgeben kann. Man spricht von einem **Ein-Elektronenüberträger.**

Neben den **2 Protonen** des Ubichinols werden zusätzlich weitere **2 Protonen** aus der Matrix in den Intermembranraum gepumpt.

Komplex IV: Cytochrom-c-Oxidase

An Komplex IV wird Cytochrom c wieder oxidiert. Die Elektronen wandern innerhalb von Komplex IV über Cytochrom a und a3 sowie über **Kupferionen** und reagieren schlussendlich mit Sauerstoff zu Wasser:

Die frei werdende Energie wird genutzt, um weitere **2 Protonen** in den Intermembranraum zu pumpen.

1.3.2 Transporter der inneren Mitochondrienmembran

Malat-Aspartat-Shuttle

Neben dem Glycerophosphatzyklus gibt es noch eine andere Möglichkeit, wie zytosolisches $NADH/H^+$ z. B. aus der Glykolyse in die mitochondriale Matrix geschleust werden kann: über den **Malat-Aspartat-Shuttle.** Dabei wird zunächst im Zytosol Oxalacetat unter Oxidation von NADH zu Malat reduziert. Das Malat gelangt dann im Austausch gegen α-Ketoglutarat ins Mitochondrium und wird dort unter Reduktion von NAD^+ wieder zu Oxalacetat oxidiert (➤ Abb. 1.8).

Oxalacetat kann nun mithilfe der Aspartat-Aminotransferase eine Aminogruppe von Glutamat aufnehmen. Dabei entstehen Aspartat und α-Ketoglutarat. Asparat verlässt anschließend wieder im Austausch gegen Glutamat die mitochondriale Matrix und gibt dann im Zytosol über die Aspartat-Aminotransferase die Aminogruppe erneut an ein anderes α-Ketoglutarat ab. Letztendlich erhält man neben dem Glutamat wieder das ursprüngliche Oxalacetat, und gleichzeitig wird ein NADH ins Mitochondrium transferiert.

1.3.3 Oxidative Phosphorylierung

Die **ATP-Synthase** (F_1/F_O-ATPase) nutzt die **elektrochemische Potenzialdifferenz** über der inneren Mitochondrienmembran zur ATP-Erzeugung. Sie benötigt **3 Protonen** zur Synthese von einem Molekül ATP. Das Enzym besteht aus einem in der Membran gelegenen F_O-Teil und einem pilzähnlichen Kopf, dem F_1-Teil.

F_O-Teil

Die **a-Untereinheit** des F_O-Teils bildet den **Protonenkanal.** Beim Fluss von Protonen durch die a-Untereinheit wird der Ring aus den zehn c-Untereinheiten gedreht. Mittig in diesem Ring findet sich die γ-Untereinheit, ein Stiel, der bis in den F_1-Teil ragt. Der F_O-Teil lässt sich durch das Antibiotikum **Oligomycin** hemmen.

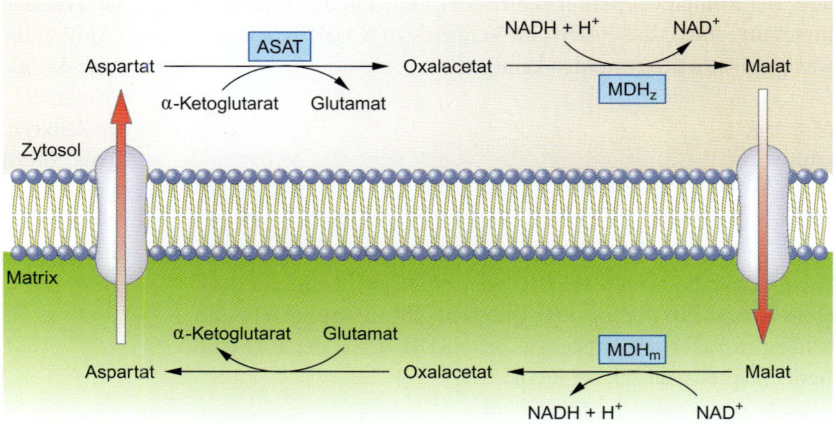

Abb. 1.8 Malat-Aspartat-Shuttle [O523]

F_1-Teil

Der F_1-Teil Teil besteht aus drei Paaren einer α- und einer β-Untereinheit. Diese drei Paare können nicht rotieren, da sie durch die β-Untereinheit des F_O-Teils fixiert sind. Innerhalb der drei αβ-Paare dreht sich die γ-Untereinheit und beeinflusst so den Zustand des aktiven Zentrums der **3 katalytischen αβ-Paare.** Die aktiven Zentren können in folgenden Zuständen vorliegen:

- **Open-Form:** ATP verlässt das aktive Zentrum und ADP sowie anorganisches Phosphat können gebunden werden.
- **Loose-Form:** ADP und anorganisches Phosphat sind lose gebunden.
- **Tight-Form:** ADP und anorganisches Phosphat reagieren zu ATP, da ATP mit sehr hoher Affinität im aktiven Zentrum gebunden werden kann (energetische Stabilisierung).

Die asymmetrische γ-Untereinheit des F_O-Teils sorgt durch Rotation dafür, dass die αβ-Paare die drei Zustände immer wieder durchlaufen und so ATP produzieren.

Substrate für die oxidative Phosphorylierung

- **ADP** wird im **Antiport** gegen **ATP** in die mitochondriale Matrix transferiert. Da ADP im Gegensatz zum vierfach negativ geladenen ATP nur dreifach negativ geladen ist, handelt es sich um einen **elektrogenen Transport.**
- In der inneren Mitochondrienmembran sitzt ein **Phosphat-Carrier.** Dieser transferiert im **Symport mit einem Proton** anorganisches Phosphat in die Matrix.

1.3.4 Bilanz

Bei der Synthese von ATP werden pro Molekül ATP 3 Protonen von der ATP-Synthase benötigt sowie 1 weiteres Proton für den Transfer von anorganischem Phosphat in die Matrix.

Im Fall von $NADH/H^+$ geschieht der Elektronentransfer auf Ubichinon in Komplex I, der pro $NADH/H^+$ 4 Protonen in den Intermembranraum pumpt. Aus diesen 4 Protonen kann bereits ein erstes ATP synthetisiert werden.

$FADH_2$ überträgt in Komplex II seine Elektronen auf Ubichinon. Der Komplex II pumpt keinerlei Protonen in den Intermembranraum, sodass aus $FADH_2$ im Vergleich zu $NADH/H^+$ ein ATP weniger synthetisiert werden kann.

MERKE
Ausbeute:
- 2,5 ATP pro oxidiertem $NADH/H^+$
- 1,5 ATP pro oxidiertem $FADH_2$

Bei der Oxidation von $NADH/H^+$ oder $FADH_2$ wird ein Sauerstoffatom verbraucht. Der sog. **P/O-Quotient** gibt an, wieviel ATP-Moleküle pro Sauerstoff entstehen. Bei $NADH/H^+$ ist der **P/O-Quotient** entsprechend 2,5, bei $FADH_2$ 1,5.

1.3.5 Regulation der mitochondrialen Energiegewinnung

Experimentell kann man einzelne Mitochondrien isolieren und diese anschließend verschiedenen O_2-, ADP- und Substratkonzentrationen aussetzen. Bezüglich der Konzentrationen gibt es fünf mögliche Zustände (➤ Tab. 1.2).

Physiologisch befinden sich **ruhende Zellen** in **Zustand 4.** Da kaum ATP umgesetzt wird, gibt es kaum ADP. Die Atmungskette und die oxidative Phosphorylierung laufen entsprechend nur sehr langsam ab.

Zellen, die **aktiv** sind, befinden sich in **Zustand 3.** Nun liegt ADP vor und die Atmungskette und oxidative Phosphorylierung laufen auf Hochtouren.

Tab. 1.2 Regulation der Atmungskette

	Im Überschuss	Begrenzend
Status 1	O_2	ADP, Substrat
Status 2	O_2, ADP	Substrat
Status 3 (V_{max})	O_2, ADP und Substrat	–
Status 4	O_2, Substrat	ADP
Status 5	ADP, Substrat	O_2

Atmungskontrolle Unter physiologischen Bedingungen bzw. in intakt isolierten Mitochondrien ist die Atmungskette an die ATP-Synthese gekoppelt. D.h., es werden nur dann Substrate oxidiert und Sauerstoff verbraucht, wenn ADP und anorganisches Phosphat angeboten werden. So ist gewährleistet, dass nicht unnötig Sauerstoff und Substrate verbraucht werden. Dieser Mechanismus nennt sich Atmungskontrolle.

1.3.6 Mitochondriale Thermogenese

Es gibt einen Sonderfall, in dem die Atmungskette nicht der Atmungskontrolle unterliegt. Bei der **Thermogenese** im **braunen Fettgewebe,** das unter anderem am Rücken von Neugeborenen vorkommt, kann die Atmungskette von der ATP-Synthese entkoppelt werden:

- $β_3$-Adrenozeptoren aktivieren bei Ligandenbindung das stimulierende G-Protein (G_s). Dieses aktiviert wiederum die **Adenylatcyclase** und erhöht so den zytosolischen **cAMP-Spiegel.** Die cAMP-abhängige Kinase phosphoryliert und aktiviert nun den Transkriptionsfaktor **CREB** (cAMP Response element-binding Protein).
- Im Zellkern fördert CREB die Expression des Thermogenin-Gens. **Thermogenin** ist ein Protonencarrier, der in die innere Mitochondrienmembran integriert.
- Wird der Protonengradient über Thermogenin abgebaut, wird die Energie nicht in ATP konserviert, sondern als Wärmeenergie frei.

KLINIK

Es gibt Substanzen, die frei über die innere Mitochondrienmembran diffundieren und dabei Protonen mitnehmen können. Sie bauen den Protonengradient ähnlich wie Thermogenin ab und werden deshalb **Entkoppler** genannt. Zu diesen Entkopplern gehört beispielsweise **2,4-Dinitrophenol** (DNP). Durch die Thermogenese werden sehr viele Kalorien verbraucht. In der Bundesrepublik Deutschland ist DNP als Diätmittel gesetzlich verboten. Dennoch wird es immer wieder zur Gewichtsreduktion missbraucht, sodass es allein im Jahr 2007 zwei Todesfälle in Deutschland zu verzeichnen gab, die auf DNP zurückzuführen sind.

1.3.7 Hemmung der Atmungskette

In Prüfungen werden häufig **Hemmstoffe der Atmungskette** gefragt. Die Wichtigsten sind in ➤ Tab. 1.3 aufgelistet.

Tab. 1.3 Hemmstoffe der mitochondrialen Energiegewinnung

Substanz	Wirkort
Barbiturate	Komplex I: Elektronen- und Wasserstoffübertragung zwischen FMN und Ubichinon wird gehemmt
Antimycin A (Antibiotikum)	Komplex III: Blockiert den Transfer von Elektronen des Co-Enzym Q auf Cytochrom c
Blausäure (HCN, Cyanid)	Komplex IV: Cyanid bindet irreversibel an das Eisen(III)-Ion des Häm-a_3-Zentrums
Oligomycin (Makrolid-Antibiotikum)	ATP-Synthase
Atractylosid	ATP/ADP-Translokase

CHECK-UP

- Zähle die vier Komplexe der Atmungskette auf und gib an, wie viele Protonen diese jeweils in den mitochondrialen Intermembranraum abgeben.
- Wie viele Elektronen kann Cytochrom c übertragen, wie viele Ubichinon?
- Was versteht man unter einem Entkoppler der Atmungskette?

Jetzt bist du dran!

Überblick gewinnen

Notiere dir ca. 5 Stichwörter aus diesem Unterkapitel.

Jetzt bist du dran!

Zeichenaufgabe

Zeichne den Citratzyklus, inkl. aller Enzyme, Co-Faktoren, und Produkte.
Nummeriere dir die Schritte durch. Wie ist die Bilanz am Ende?

Anregungen zur weiteren Wiederholung

Wo findet die Zellatmung statt?
Wie gelangen die Substrate an den richtigen Ort?
Thermogenese? Erkläre, was die Besonderheit ist und wer sie kann.

Überblick gewinnen

Nutze deine gesammelten Stichwörter für eine Mindmap oder eine gegliederte Stichwortliste.

KAPITEL

2 Gluconeogenese und Glykogenstoffwechsel

Biochemie

2.1 Gluconeogenese

Nils Hebach, Vorauflage: Maximilian Pfau

Biochemie

Im Nervensystem, in Erythrozyten und im Nierenmark ist Glukose essenziell zur Energiegewinnung. Deshalb wird im Hungerzustand recht schnell Glukose synthetisiert. Die Neusynthese von Glukose wird Gluconeogenese genannt. Sie kann nur in der **Leber** und in der **Niere** vollständig ablaufen. Die Leber betreibt die Gluconeogenese, um während der Postresorptionsphase den Blutzuckerspiegel konstant zu halten. Im Gegensatz dazu betreibt die Niere Gluconeogenese, um α-Ketoglutarat, das bei der Ammoniakausscheidung anfällt, wieder loszuwerden.

Im Muskel fehlt das letzte Enzym der Gluconeogenese. Deshalb kann er nur Glukose-6-Phosphat synthetisieren und es anschließend zur Auffüllung seiner Glykogenspeicher nutzen.

Glukose kann aus **Laktat, glucogenen Aminosäuren** (über den Citratzyklus) und **Glycerin** synthetisiert werden.

2.1.1 Reaktionen der Gluconeogenese

Die Gluconeogenese entspricht weitestgehend einer **Umkehrung der Glykolyse** (➤ Abb. 2.1). Drei Reaktionen der Glykolyse sind allerdings stark exergon und damit irreversibel. Sie müssen in der Gluconeogenese umgangen werden:

- **Hexokinase:** Die erste Reaktion der Glykolyse und damit die letzte Reaktion der Gluconeogenese werden mit der **Glukose-6-Phosphatase** umgangen. Dieses Enzym liegt nur in der Leber und in der Niere vor.
- **Phosphofructokinase:** Die **Fruktose-1,6-Bisphosphatase** kehrt die Reaktion der Phosphofructokinase um.
- **Pyruvatkinase:** Bei der Reaktion von Phosphoenolpyruvat zu Pyruvat werden 61,6 kJ/mol frei. Wegen des hohen Energiebetrags muss diese Reaktion mit zwei energieabhängigen Schritten umgangen werden.

Pyruvatcarboxylase

Im ersten Schritt wird Pyruvat in der mitochondrialen Matrix zu Oxalacetat carboxyliert. Zunächst wird dabei das **Biotin** der Pyruvatcarboxylase ATP-abhängig mit CO_2 zu **Carboxybiotin** carboxyliert. Im nächsten Schritt erfolgt die Übertragung der Carboxygruppe auf Pyruvat. Es entsteht **Oxalacetat.**

Transport ins Zytosol

Im nächsten Schritt muss Oxalacetat aus der mitochondrialen Matrix ins Zytosol transportiert werden. Hierfür stehen verschiedene Wege zu Verfügung:

- Auf Oxalacetat kann durch **Transaminierung** eine Aminogruppe durch die Aspartat-Aminotransferase (ASAT) übertragen werden. Das so entstandene Aspartat gelangt durch einen Carrier ins Zytosol und wird dort durch Desaminierung in Oxalacetat umgewandelt.
- Durch die mitochondriale Malat-Dehydrogenase kann Oxalacetat zu Malat reduziert werden und nachfolgend durch einen Malat-Carrier ins Zytosol gelangen. Dort wird Malat durch die zytosolische Malat-Dehydrogenase wieder zu Oxalacetat oxidiert.

Phosphoenolpyruvat-Carboxykinase

Unter Verbrauch von **GTP** phosphoryliert und decarboxyliert die Phosphoenolpyruvat-Carboxykinase Oxalacetat zu Phosphoenolpyruvat.

Die Reaktionsprodukte sind CO_2, GDP und **Phosphoenolpyruvat.**

Reversible Schritte

Alle Schritte vom Phosphoenolpyruvat bis zu Fruktose-1,6-Bisphosphat sind reversibel und werden somit von den gleichen Enzymen wie in der Glykolyse katalysiert.

Glukose-1,6-Bisphosphatase

Die Fruktose-1,6-Bisphosphatase spaltet Fruktose-1,6-Bisphosphat hydrolytisch zu **Fruktose-6-Phosphat** und anorganischem Phosphat. Danach wandelt die Hexosephosphatisomerase Fruktose-6-Phosphat in **Glukose-6-Phosphat** um.

Fruktose-6-Phosphatase

Die Fruktose-6-Phosphatase wird nur in der **Leber** und in der **Niere** exprimiert. Sie ist ein Membranprotein, das sich auf der **Innenseite des ER** befindet und zusammen mit der Glukose-6-Phosphat-Translokase einen Proteinkomplex bildet. Dieser Komplex sorgt für das Einfließen von Glukose-6-Phosphat ins Lumen des ER und für die Hydrolyse von Glukose-6-Phosphat zu Glukose und Phosphat. Darauffolgend kann die **Glukose** sowohl das ER als auch die Zelle verlassen.

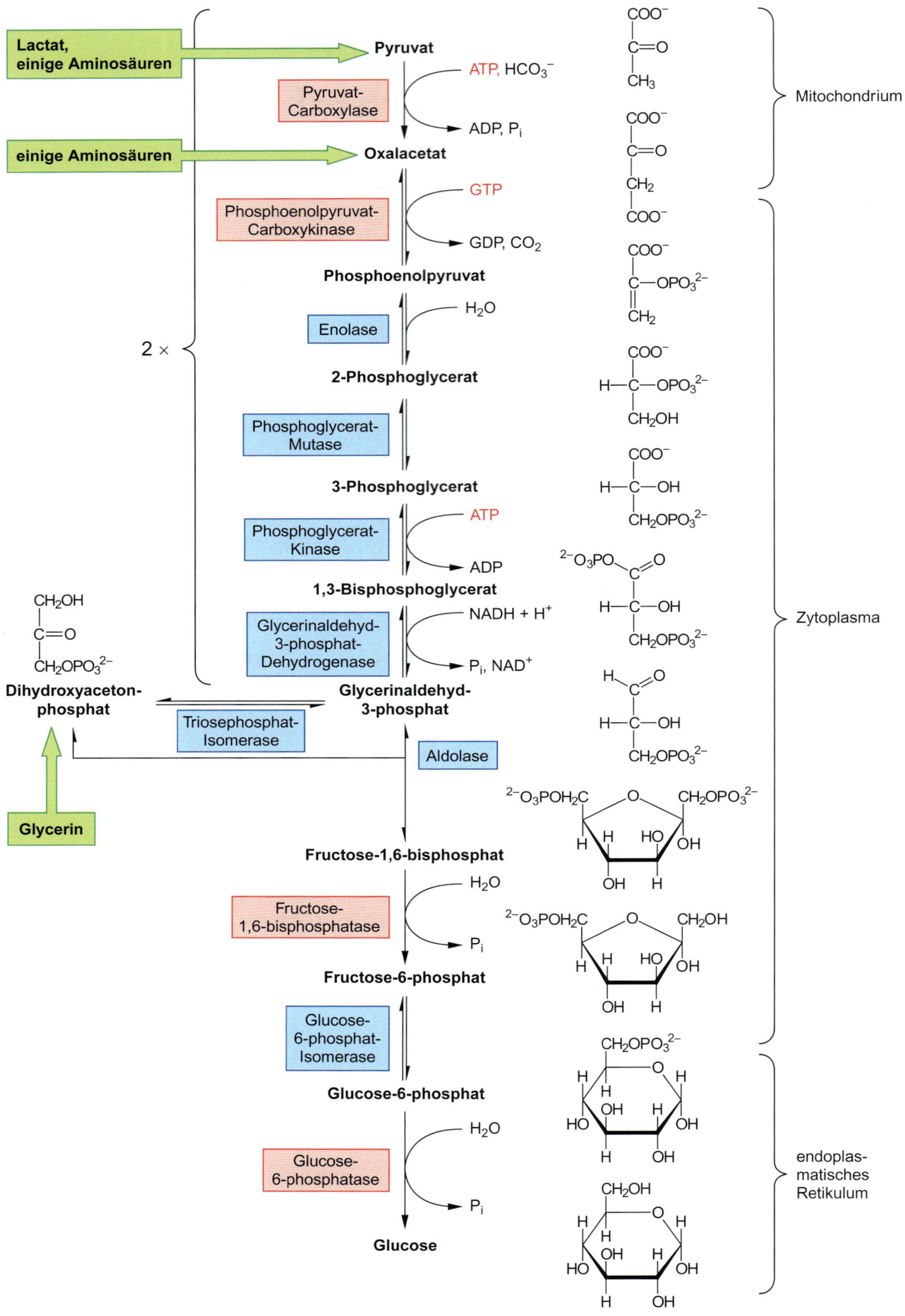

Abb. 2.1 Einzelreaktionen der Gluconeogenese [O523]

Energiebilanz der Gluconeogenese

Insgesamt werden pro Molekül Glukose 4 Moleküle ATP (Pyruvatcarboxylase und Phosphoglycertakinase) sowie 2 Moleküle GTP (Phosphoenolpyruvatcarboxykinase) verbraucht. Im Vergleich zur Glykolyse, die 2 ATP generiert, handelt es sich also um einen Nettoenergieverlust. Allerdings kann nur so die Energieversorgung der glukoseabhängigen Gewebe, des Gehirns, des Nierenmarks und der Erythrozyten erfolgen.

2.1.2 Substrate der Gluconeogenese

Die Gluconeogenese kann aus verschieden Substraten erfolgen.

Laktat

Vor allem bei **anaeroben Stoffwechsellagen,** z. B. während eines Sprints, steigt im Blut der Laktatspiegel. Die Leber kann dieses Laktat aufnehmen und in Glukose umwandeln. Anschließend stellt die Leber die synthetisierte Glukose dem extrahepatischen Gewebe zur Verfügung. Der Kreislauf von Laktat und Glukose zwischen Leber und Muskel nennt sich **Cori-Zyklus.**

Glucogene Aminosäuren

Glucogene Aminosäuren fließen an verschiedenen Stellen in die Gluconeogenese ein:
- **Alanin** kann über die Alanin-Aminotransferase die Aminogruppe abgeben und als **Pyruvat** in die Gluconeogenese eingehen.
- **Aspartat** kann über die Aspartat-Aminotransferase die Aminogruppe abgeben und dann als **Oxalacetat** zur Gluconeogenese herangezogen werden.
- Viele weitere Aminosäuren wie Glutamat, Glutamin und Prolin gehen mit ihrem Kohlenstoffgerüst in den Citratzyklus und enden so ebenfalls als Oxalacetat.

Glycerin

Glycerin, das aus dem Abbau von Triacylglycerinen gewonnen wird, wird durch die **Glycerinkinase** unter ATP-Verbrauch zu **α-Glycerophosphat** phosphoryliert und anschließend durch die α-Glycerophosphat-Dehydrogenase NAD^+-abhängig zu **Dihydroxyacetonphosphat** oxidiert.

Succinyl-CoA und Vorstufen

Succinyl-CoA kann über den Citratzyklus in Oxalacetat umgewandelt und in die Gluconeogenese eingeschleust werden. Das bedeutet, dass Biomoleküle, die teilweise zu Succinyl-CoA abgebaut werden auch als Substrate der Gluconeogenese fungieren können:
- Ungerade langkettige Fettsäuren werden zu Propionyl-CoA und Succinyl-CoA abgebaut
- Thymidin wird über β-Alanin und Aminoisobutyrat zu Succinyl-CoA abgebaut.

Kein Substrat: Acetyl-CoA

Das Acetyl-CoA, das aus dem Fettsäureabbau gewonnen wird, kann nicht in die Gluconeogenese eingehen. Das liegt zum einen daran, dass die Pyruvatdehydrogenase-Reaktion irreversibel ist und zum anderen daran, dass die beiden Kohlenstoffatome von Acetyl-CoA im Citratzyklus bereits als CO_2 verloren gehen. Es ist demnach nicht möglich, Oxalacetat aus Acetyl-CoA zu synthetisieren.

2.1.3 Regulation der Gluconeogenese

Glukocorticoide steigern die Transkription der Enzyme für die **Gluconeogenese.** Acetyl-CoA aktiviert die Pyruvatcarboxylase allosterisch.

Im Gegensatz dazu wird durch Insulin die Transkription dieser Enzyme reprimiert. Dabei spielt die **Phosphofructokinase-2** (PFK-2) eine wichtige Rolle. Durch die Ausschüttung von Insulin verringert sich in der Leber der cAMP-Spiegel und die Aktivität der PKA. Die PFK-2 liegt nun dephosphoryliert vor, ist somit aktiv und phosphoryliert Fruktose-6-Phosphat zu Fruktose-2,6-Bisphosphat. Fruktose-2,6-Bisphosphat hemmt die Fruktose-1,6-Bisphosphatase und schaltet so die Gluconeogenese ab.

CHECK-UP
- Welche drei Reaktionen der Glykolyse sind irreversibel und müssen in der Gluconeogenese umgangen werden?
- Beschreibe, wie in zwei Einzelreaktionen aus Pyruvat Phosphoenolpyruvat entsteht.
- Welche Substrate können in die Gluconeogenese eingespeist werden?
- Wie erfolgt die Regulation über die PFK-2?

Jetzt bist du dran!

Überblick gewinnen

Notiere dir ca. 5 Stichwörter aus diesem Unterkapitel.

2.2 Glykogenstoffwechsel

Nils Hebach, Vorauflage: Maximilian Pfau

Biochemie

Das Makromolekül Glykogen ist die Speicherform der Glukose und damit der wichtigste Energiespeicher des Menschen. Im Durchschnitt kann der Organismus 420 g Glukose in Form von Glykogen in Muskel und Leber speichern, bei Ausdauersportlern sind es bis zu 750 g Glukose. Die meiste Menge Glykogen findet sich in der Skelettmuskulatur.

2.2.1 Glykogensynthese

Glykogen wird aus **Glukose-6-Phosphat** synthetisiert, das entweder aus der Gluconeogenese stammt oder aus dem Blut als Glukose aufgenommen und dann phosphoryliert wurde.

- Im ersten Schritt wird die Phosphatgruppe von Glukose-6-Phosphat durch die **Phosphoglucomutase** umgelagert. Es entsteht **Glukose-1-Phosphat.**
- Als nächstes wird Glukose-1-Phosphat mit UTP aktiviert. Dabei entsteht **UDP-Glukose** und Pyrophosphat. Die Reaktion wird durch die **Glukose-1-Phosphat-UTP-Transferase** katalysiert.
- Die **Glykogensynthase** bindet die UDP-Glukose **1,4-glykosidisch** an das bereits vorhandene Glykogen. Dabei wird UDP frei.

MERKE

Als Ausgangspunkt für die Glykogensynthese dient das Protein **Glykogenin** (➤ Abb. 2.2). Glykogenin ist ein Enzym, das die Addition von UDP-Glukose an sich selbst katalysiert. Dabei wird jedes Mal ebenfalls UDP frei. Nach ungefähr 8–10 Glukosemolekülen wird die Kette von der Glykogensynthase verlängert

Amylo-1,4–1,6-Transglykosylase

Damit der Glykogenaufbau schneller ablaufen kann, werden **Verzweigungen** durch das **Branching-Enzym** Amylo-1,4–1,6-Transglykolase eingeführt, wodurch die Angriffsfläche größer wird. Ungefähr 6 Glykosylreste des Endes der Glykogenkette werden auf das C6-Atom eines anderen Glukoserestes im Glykogen übertragen. Dabei entsteht an der Verzweigung eine **1,6-glykosidische Bindung.** An den beiden neuen Enden kann das Glykogen dann wieder 1,4-glykosidisch verlängert werden.

2.2.2 Glykogenabbau

Der Abbau von Glykogen erfolgt entgegengesetzt der Synthese. Die **Glykogenphosphorylase** spaltet die 1,4-glykosidischen Bindungen mit **anorganischem Phosphat.** Dabei entsteht **Glukose-1-Phosphat** (➤ Abb. 2.3), das durch die Phosphoglucomutase in Glukose-6-Phosphat umgewandelt wird.

Verzweigungen

Wenn eine Verzweigung bis auf 4 Glukosereste abgebaut ist, überträgt die **Glucantransferase** eine Trisaccharideinheit auf einen anderen Zweig, sodass der 1,6-Verzweigungspunkt frei vorliegt. Die **Amylo-1,6-Glucosidase** spaltet dann hydrolytisch die 1,6-glykosidische Bindung.

MERKE

Die Glykogen-Phosphorylase spaltet die 1,4-glykosidischen Bindungen **phosphorylitisch.** Die Amylo-1,6-Glucosidase hingegen spaltete die 1,6-glykosidische Bindung **hydrolytisch!**

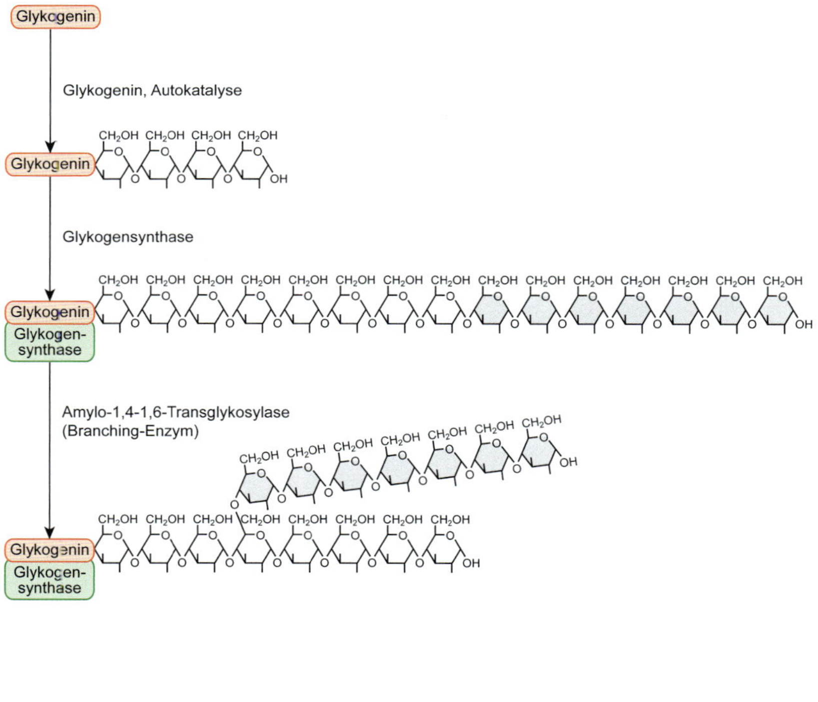

Abb. 2.2 Schritte der Glykogensynthese [L231]

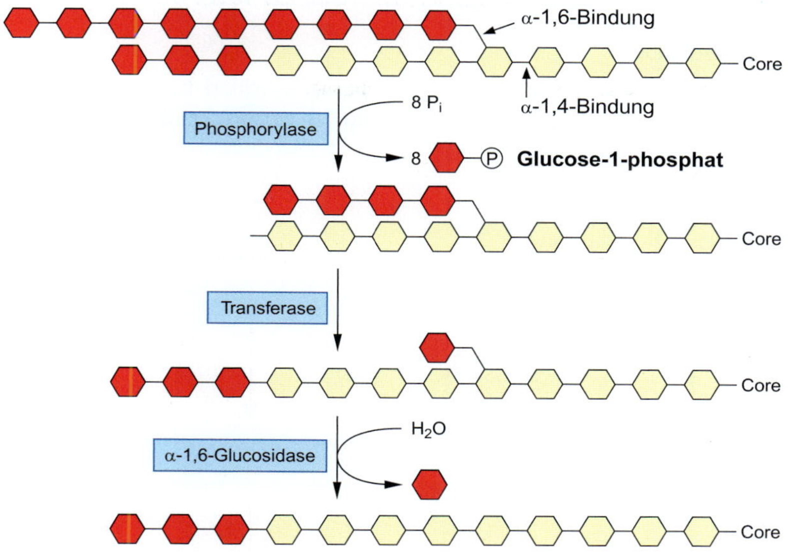

Abb. 2.3 Abbau von Glykogen [0523]

2.2.3 Regulation des Glykogenstoffwechsels

Regulation in der Leber

Die Geschwindigkeit der **Glykogensynthese** wird über die **Glykogensynthase** reguliert, während der **Abbau** über die **Glykogenphosphorylase** reguliert wird. Beide Enzyme sind **interkonvertierbar,** d. h., sie lassen sich durch Phosphorylierung und Dephosphorylierung entweder aktivieren oder deaktivieren.

Durch erhöhte **Glucagon**- und **Katecholaminspiegel** erhöht sich intrazellulär **cAMP** und damit die **Aktivität der PKA.** Diese phosphoryliert die Glykogensynthase wie auch die Glykogenphosphorylase:

- Die **phosphorylierte Glykogensynthase** ist **inaktiv.**
- Die **phosphorylierte Glykogenphosphorylase** ist **aktiv.**

Eine weitere Kinase, welche die Glykogensynthase phosphorylieren und so inaktivieren kann, ist die **GSK-3** (**G**lykogen-**S**ynthase-**K**inase-**3**). Gleichzeitig ist die GSK-3 aber auch Bestandteil des **Wnt**-Signalwegs. Aus diesem Grund kann die Hemmung der GSK-3 zur Behandlung verschiedener Krebsformen eingesetzt werden.

MERKE

Durch **Glucagon** und **Katecholamine** kommt es in der Leber zum **Glykogenabbau.**

Bei erhöhten Insulinspiegeln liegen die beiden Enzyme dephosphoryliert vor:

- Die **dephosphorylierte Glykogensynthase** ist **aktiv.**
- Die **dephosphorylierte Glykogenphosphorylase** ist **inaktiv.**

MERKE

Durch **Insulin** wird Glukose aus dem Blut in der Leber in Form von **Glykogen** eingelagert.

Extrahepatisches Gewebe

Im Muskel wirken Katecholamine und Insulin nicht antagonistisch. Während starker körperlicher Aktivität lösen Katecholamine die Glykogenolyse aus, um mehr Energie bereitzustellen.

CHECK-UP

- Welche Funktion hat das Branching-Enzym?
- Wie unterschiedet sich der Reaktionsmechanismus der Glykogen-Phosphorylase vom Reaktionsmechanismus der Amylo-1,6-Glucosidase?
- Beschreibe die Auswirkung von Glucagon auf die Glykogenspeicher der Leber.

Jetzt bist du dran!

Überblick gewinnen

Notiere dir ca. 5 Stichwörter aus diesem Unterkapitel.

Jetzt bist du dran!

Zeichenaufgabe

Vervollständige das Flussdiagramm mit den Einzelschritten der Gluconeogenese. Fülle die Kästen mit den jeweiligen Substraten und Co-Faktoren und beschrifte die Pfeile mit den entsprechenden Enzymen.

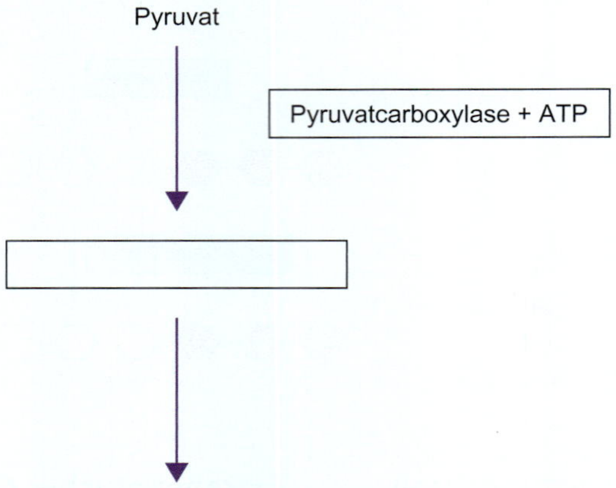

Kennzeichne dir in einem zweiten Schritt die nicht reversiblen Schritte.

Anregungen zur weiteren Wiederholung

Ergänze in deinem Diagramm den Ort wo die Reaktion in der Zelle stattfindet.
Zeichne die Substrate der Gluconeogenese und in welcher Form sie in den Citratzyklus eingespeist werden können. Mache dir dadurch bewusst, welche Veränderungen am Molekül stattfinden müssen, um eingespeist werden zu können und welche Enzyme beteiligt sind.

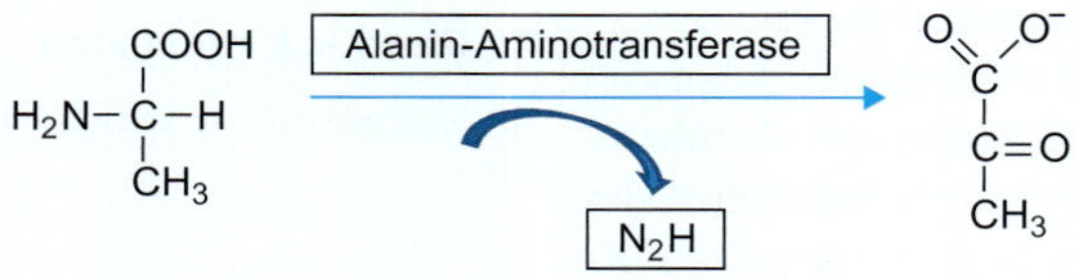

Lege eine Tabelle an, in der du alle Enzyme der Glykogensynthese sammelst und ihnen ihre Funktion zuordnest.

Überblick gewinnen

Nutze deine gesammelten Stichwörter für ein Mindmap oder eine gegliederte Stichwortliste.

KAPITEL

3 Lipidsynthese

Biochemie

3.1 Fettsäuresynthese

Nils Hebach, Vorauflage: Fabian Bock

Biochemie

Hauptsyntheseort für Fettsäuren ist die **Leber.** Die Reaktionen der Lipidsynthese finden im **Zytosol** an einem Multienzymkomplex, der Fettsäuresynthase, statt. Die Fettsäuresynthese verbraucht ATP und läuft somit nur bei gefüllten ATP-Speichern ab. Ausgangssubstanz ist **Acetyl-CoA,** das in Mitochondrien gebildet wird.

Transport ins Zytosol Acetyl-CoA kann die innere Mitochondrienmembran nicht passieren. Um ins Zytosol zu gelangen, wird Acetyl-CoA durch die Citratsynthase in den Mitochondrien mit Oxalacetat zu **Citrat** verbunden. Über einen spezifischen **Tricarbonsäure-Transporter** wird Citrat ins Zytosol gebracht und dort durch die **ATP-Citrat-Lyase** wieder in Oxalacetat und Acetyl-CoA gespalten. Dieser Prozess verbraucht ein ATP. Das Oxalacetat kommt als Malat oder Pyruvat wieder zurück ins Mitochondrium.

MERKE
Das Acetyl-CoA für die Fettsäuresynthese stammt aus der Spaltung von Citrat im Zytosol durch die ATP-Citrat-Lyase.

Stimulation Ein hohes Angebot an Citrat stimuliert die Fettsäuresynthese. Bei einem Überangebot an Kohlenhydraten und einem Überschuss an ATP entsteht im Zytosol Pyruvat, das in den Mitochondrien zu Acetyl-CoA und dann mit Oxalacetat zu Citrat wird. In den Mitochondrien sammelt sich darauffolgend Citrat an, das im Citratzyklus und der Atmungskette nicht weiter oxidiert wird, da eine hohe **ATP-Konzentration** den Citratzyklus hemmt. Das Citrat wird ins Zytosol transportiert. Das bei der ATP-Citrat-Lyase-Reaktion entstehende Acetyl-CoA kann nun zur Fettsäuresynthese verwendet werden. So wird die überschüssige Energie der Kohlenhydrate in Fettsäuren gespeichert.

MERKE
Ein **hohes Angebot an Citrat** stimuliert die Bildung von Fettsäuren.

3.1.1 Schrittmacherreaktion

Die erste Reaktion der Fettsäuresynthese ist die Schrittmacherreaktion. Dabei wird Acetyl-CoA zu **Malonyl-CoA** carboxyliert. Die Schrittmacherreaktion wird durch die **Acetyl-CoA-Carboxylase** katalysiert, ein Enzym, das **interkonvertierbar** und in dephosphoryliertem Zustand aktiv ist.

Die Reaktion
- ist abhängig von Carboxy-**Biotin,**
- benötigt **NADPH + H^+,**
- wird durch Acyl-CoA, dem Produkt der Fettsäuresynthese, **gehemmt**
- und durch **Insulin,** Citrat, ATP und NADPH **aktiviert.**

MERKE
Die Acetyl-CoA-Carboxylase ist das Schrittmacherenzym der Fettsäurebiosynthese und bildet Malonyl-CoA aus Acetyl-CoA.

3.1.2 Synthesezyklus

Fettsäuresynthase Die Fettsäuresynthase ist ein dimerer Multienzymkomplex. Sie besitzt zwei für die Synthese wichtige SH-Gruppen. Die **periphere SH-Gruppe** dient der Zwischenlagerung der Reaktionsprodukte. An der **zentralen SH-Gruppe** finden die Reaktionen statt. Sie ist außerdem mit dem **Pantothein** des Acyl-Carrier-Proteins (ACP) verbunden. Pantothein stammt von der Pantothensäure ab, die auch Grundlage für das Co-Enzym A ist.
Reaktionen Zuerst bindet 1 Acetyl-CoA an die zentrale SH-Gruppe und wird verlagert. Danach verbindet es sich mit 1 Malonyl-CoA, das an der zentralen SH-Gruppe hängt, zu einem C_4-Rest. Es entsteht **Acetoacetyl-ACP.** Die Fettsäurekette wird jedes Mal um 2 C-Atome verlängert. Einzelschritte der Fettsäurebiosynthese:
1. NADPH-abhängige **Reduktion** einer Ketogruppe.
2. **Dehydratisierung.**
3. NADPH-abhängige **Reduktion** der entstandenen Doppelbindung. An ACP entsteht ein Acyl-Rest, der auf die periphere SH-Gruppe zwischengelagert wird.
4. Nachdem ein neuer Malonyl-Rest an die zentrale SH-Gruppe gebunden hat, wird der Acyl-Rest darauf übertragen.

Der letzte Malonyl-Rest liefert das C-Atom der Carboxygruppe der Fettsäure, also das C-Atom in Position 1. Folglich wird die Fettsäure „von hinten" synthetisiert und das erste Substrat der Fettsäuresynthese, der Acetyl-Rest, befindet sich an letzter Position der Fettsäure. Da in der Regel Palmitinsäure synthetisiert wird, die aus 16 C-Atomen besteht, befinden sich die C-Atome des Acetyl-Rests an Position 15 und 16.
Bilanz Zur Synthese von Palmitinsäure benötigt die Synthase 1 Acetyl-CoA und 7 Malonyl-CoA. Das ergibt 23 C-Atome. Allerdings trägt jedes Malonyl-CoA nur 2 C-Atome bei, da die anderen als **CO_2entweichen.** Minus dieser 7 C-Atome ergibt das die 16 C-Atome der Palmitinsäure. Zur Synthese von Palmitinsäure muss der Zyklus 8-mal durchlaufen werden. Dabei werden 16 NADPH + H^+ verbraucht, aber keine Energie in Form von ATP.

3.1.3 Ungeradzahlige und ungesättigte Fettsäuren

Ungeradzahlige Fettsäuren Anstatt eines Acetyl-CoA bindet bei der Synthese von ungeradzahligen Fettsäuren initial ein Propionyl-CoA an die zentrale SH-Gruppe der Fettsäuresynthase.

Ungesättigte Fettsäuren Die Fettsäuresynthase synthetisiert nur gesättigte Fettsäuren. Nach der Synthese werden die Doppelbindungen durch **Desaturasen,** die sich am ER befinden, eingeführt. Desaturasen gehören zur Familie der O_2-abhängigen **Monooxigenasen.** Sie besitzen **Cytochrom** als Co-Enzym und können Doppelbindungen nur bis zum C-Atom an Position 9 einführen. Deshalb sind Linolsäure und Linolensäure essenzielle Fettsäuren, Arachidonsäure kann allerdings aus Linolsäure synthetisiert werden.

CHECK-UP

- Wo findet die Fettsäuresynthese statt und wie gelangt das Acetyl-CoA dorthin?
- Was ist das Schrittmacherenzym der Fettsäurebiosynthese und wie wird es reguliert?
- Wie gelangt man von einem Kohlenhydrat zur Fettsäure? Zähle die einzelnen Schritte vom Pyruvat zur Fettsäure auf.

Jetzt bist du dran!

Überblick gewinnen

Notiere dir ca. 5 Stichwörter aus diesem Unterkapitel.

3.2 Lipogenese

Nils Hebach, Vorauflage: Fabian Bock

Biochemie

Fettsäuren werden als **Triacylglycerine** gespeichert. Das Rückgrat von Triacylglycerinen bildet Glycerin, dessen drei Alkoholgruppen mit Fettsäuren **verestert** sind. Damit die energieabhängige Veresterung ablaufen kann, muss das Glycerin zu **Glycerin-3-Phosphat** aktiviert werden. Das geschieht in der **Leber** und **Niere** über die ATP-abhängige **Glycerinkinase;** im **Fettgewebe** und **Muskel** über die Reduktion von **Dihydroxyacetonphosphat** durch die **Glycerin-3-Phosphat-Dehydrogenase.**

Der Syntheseweg von Glycerin-3-Phosphat zum fertigen Triacylglycerin geht über α-**Glycerophosphat.** Dieses besteht aus 2 Fettsäuren und 1 (an der dritten OH-Gruppe des Glycerins veresterten) Phosphat. Nach der Abspaltung des Phosphats entsteht **Diacylglycerin.**

FOKUS

Diabetes mellitus Während **Typ-1-Diabetes** auf einen absoluten Insulinmangel aufgrund des Untergangs von Insulin-produzierenden Beta-Zellen im Pankreas zurückgeht, ist die Ursache von **Typ-2-Diabetes** vermutlich eine adipositas-induzierte Insulinresistenz: Durch Zunahme der Fettgewebsmasse kommt es zur Freisetzung von IL-6 und TNF-alpha, welche eine leichte Insulinresistenz verursachen. Durch die dadurch verstärkte Sekretion von Insulin nimmt das Fettgewebe weiter zu und verstärkt wiederum die Insulinresistenz. Schließlich nimmt die Insulinsekretion wegen der Glukose- und Lipotoxizität zunehmend ab und das metabolische Gleichgewicht aus Glucagon und Insulin gerät weiter außer Kontrolle.

CHECK-UP

Wie unterscheidet sich die Aktivierung von Glycerin bei der Triacylglycerinsynthese in den verschiedenen Organen?

Jetzt bist du dran!

Überblick gewinnen

Notiere dir ca. 5 Stichwörter aus diesem Unterkapitel.

3.3 Cholesterinsynthese

Nils Hebach, Vorauflage: Fabian Bock

Biochemie

Cholesterin wird hauptsächlich in der Leber produziert. Es moduliert die Eigenschaften von Lipidmembranen in Eukaryoten und ist Synthesevorläufer von **Gallensäuren** und **Steroidhormonen.**

3.3.1 Synthese

Hier ein kurzer Steckbrief der Cholesterinbiosynthese (➤ Tab. 3.1).

3.3.2 Regulation

Reguliert wird die Cholesterinsynthese an ihrem Schrittmacherenzym, der β-HMG-CoA-Reduktase. **Cholesterin** selbst und **Mevalonat** hemmen das Enzym allosterisch. Darüber hinaus werden **Transkriptionsfaktoren,** die die Cholesterinbiosynthese steigern, von Cholesterin gehemmt.

3.3.3 Abbau

Cholesterin kann im Körper nicht abgebaut werden. Es kann lediglich zu Steroidhormonen wie Calcitriol weiterverarbeitet oder in der Leber in Gallensäuren umgewandelt werden. Über die Galle wird so ein kleiner Teil in Form von Gallensäuren ausgeschieden.

FOKUS

Hypercholesterinämie Der Blutcholesterinspiegel kann neben der Hemmung der Cholesterinaufnahme auch durch die Hemmung der Cholesterinsynthese gesenkt werden: **Statine** sind kompetitive Hemmer der **β-HMG-CoA-Reduktase,** d. h. sie hemmen das Schlüsselenzym der Cholesterinsynthese. Dadurch entsteht in den Zellen ein Cholesterinmangel. Die Zelle möchte nun mehr Cholesterin aufnehmen, indem sie den Rezeptor für den Cholesterintransporter, den LDL-Rezeptor, vermehrt exprimiert. Statine haben demzufolge eine cholesterinsenkende Wirkung und werden in der Therapie der Arteriosklerose und zur Herzinfarktprophylaxe angewendet.

CHECK-UP

- Was ist das Schlüsselenzym der Cholesterinbiosynthese und wie wird es reguliert?
- Wie wird Cholesterin abgebaut?

Jetzt bist du dran!

Überblick gewinnen

Notiere dir ca. 5 Stichwörter aus diesem Unterkapitel.

Tab. 3.1 Cholesterinsynthese

Ort	• Beginn im **Zytosol** und dann im • ER
Ausgangsstoffe und Co-Faktoren	• Alle 27 C-Atome des Cholesterins stammen von **Acetyl-CoA** • Des Weiteren wird **NADPH** + H^+ benötigt • Die Synthese ist **ATP**-abhängig • Im letzten Schritt wird außerdem O_2 benötigt
Schlüsselreaktion	• Zuerst werden 3 Acetyl-CoA zu einem β-Hydroxymethylglutaryl-CoA (β-HMG-CoA) zusammengesetzt. • Dann reduziert die β-HMG-CoA-Reduktase NADPH-abhängig β-HMG-CoA zu **Mevalonat.** Dieser Schritt ist geschwindigkeitsbestimmend und läuft am **glatten endoplasmatischen Retikulum** ab.
Weitere Reaktionen	• Über mehrere Schritte wird Mevalonat unter Verbrauch von 3 **ATP** und CO_2-Abspaltung zu Isopentenylpyrophosphat (IPP). Das ist **„aktives" Isopren.**
Stöchiometrie	• Ein aktives Isopren ist ein C_5-Körper. Drei aktive Isoprene setzen sich zu einem C_{15}-Körper, dem **Farnesyldiphosphat,** zusammen. Zwei Farnesyldiphosphate werden zu einem C_{30}-Körper, dem **Squalen.** • O_2-abhängig wird aus Squalen unter Abspaltung von 3 Methylgruppen das Cholesterin, ein C_{27}-Körper.
Bilanz	• Es werden folglich 6 Isopren-Einheiten, also 6 Mevalonat benötigt. Für deren Synthese braucht man 6 × 3 = **18 Acetyl-CoA,** die so nicht mehr zur Energiegewinnung bereitstehen.

3.4 Lipoproteinstoffwechsel

Nils Hebach, Vorauflage: Fabian Bock

Biochemie

3.4.1 Allgemeines

Aufgrund ihrer schlechten Wasserlöslichkeit werden Lipide im Körper in Form von Lipoproteinen transportiert.

Aufbau

Lipoproteine bestehen aus einem **lipohilen Kern,** in dem die unpolaren Anteile transportiert werden. Dazu gehören:

- **Triacylglycerine**
- **Cholesterinester**
- **Fettlösliche Vitamine**

In die **Außenhülle** der Lipoproteine sind **amphiphile Lipide** und **Apoproteine** eingelagert. Amphiphile Lipide sind sowohl polar als auch unpolar. Dazu gehören z. B. **Cholesterine** und **Phospholipide.** Die Apoproteine haben folgende Funktionen:

- Erhöhung der Hydrophilie.
- Steuerung des Metabolismus der Lipoproteine.
- Alle Apoproteine, bis auf Apoprotein B_{48} und B_{100}, sind zwischen den Lipoproteinen übertragbar.

Dichte der Lipoproteine

Lipoproteine bestehen zu einem variablen Teil aus Proteinen. Proteine sind das „**schwerste**“ an den Lipoproteinen, d. h. sie haben das höchste Molekulargewicht. Weiterhin unterscheiden sich die Lipoproteine in ihrer **Größe,** die zwischen 10 nm und 1000 nm rangiert. Ist ein Lipoprotein besonders klein, besteht aber zu einem hohen Anteil aus Proteinen, hat es viel Masse pro Volumen und man bezeichnet es als **dicht.** Ist es hingegen groß und hat einen höheren Fett- als Proteinanteil, so bezeichnet man es als wenig dicht.

Einteilung

Die wichtigsten strukturellen und funktionellen Aspekte der einzelnen Lipoproteine werden in ➤ Tab. 3.2 zusammengefasst.

Die größten Lipoproteine mit dem **höchsten Triacylglycerin-Anteil** (TAG) und dem geringsten Proteinanteil sind die **Chylomikronen.** Sie haben damit die niedrigste Dichte und auch die geringste Lebensdauer. Sie werden im Darm produziert und ihre Hauptfunktion ist der Transport der Nahrungsfette über die Lymphe zum peripheren Gewebe und zur Leber.

MERKE

Chylomikronen sind mit Apoprotein B_{48} beladen, das durch posttranskriptionelle mRNA-Editierung im Darm aus der mRNA von Apoprotein B_{100} entsteht.

Die Hauptaufgabe von **Low-Density-Lipoproteinen** (LDL) ist der Cholesterintransport in die peripheren Gewebe. Konsequenterweise ist ihr Gehalt an **Cholesterinestern** mit **40 %** sehr hoch. Als Apoprotein besitzen sie ausschließlich Apoprotein B_{100}, mit dessen Hilfe sie rezeptorvermittelt intrazellulär aufgenommen werden können.

Das **High-Density-Lipoprotein** (HDL) ist mit 10 nm Durchmesser das kleinste und dichteste. Da die peripheren Körperzellen kein Cholesterin abbauen können, besteht die Hauptaufgabe des HDL darin, das überschüssige Cholesterin zurück zur Leber zu transportieren. Man spricht von reversem Cholesterintransport.

MERKE

HDL hat den höchsten Proteinanteil aller Lipoproteine. Er liegt bei 50 % vom Gesamtgewicht. Damit besitzt HDL auch das geringste Lipid-/Protein-Verhältnis.

Je nach Angebot und Bedarf gibt die Leber auch Very-Low-Density-Lipoproteine (VLDL) ab. Sie transportieren endogen produzierte Fette der Leber, darunter hauptsächlich TAG, zum peripheren Gewebe. VLDL werden nach kurzer Zeit zu Intermediate-Density-Lipoproteinen (IDL), die zurück zur Leber oder nach zusätzlicher TAG-Abgabe zu LDL werden.

3.4.2 Stoffwechsel

Chylomikronen

Nach Aufnahme der Nahrungsfette gelangen diese unter **Umgehung der Leber** über die Lymphbahn, genauer den Ductus thoracicus, in die Blutbahn. Im Blut gibt HDL sein **Apoprotein CII** an die Chylomikronen ab. Damit wird die **Lipoproteinlipase** aktiviert, die am Endothel der Blutbahn die Fettsäuren aus den Chylomikronen **hydrolytisch** herausspaltet. Die Fettsäuren werden dann vom Muskel- und Fettgewebe aufgenommen. Übrig bleiben sog. **Chylomikronen-Remnants,** die in der Leber über Apoprotein-E-abhängige **rezeptorvermittelte Endozytose** aufgenommen werden und v. a. Nahrungscholesterin enthalten.

Tab. 3.2 Die wichtigsten Lipoproteine

	Chylokmikronen	VLDL	LDL	HDL
Größe (ø) [nm]	Bis 1000	50	20	10
Proteinanteil [%]	–	10	20	50
TAG-Anteil [%]	85	50	10	–
Cholesterinester [%]	–	10	40	15
Apoproteine	B_{48}, CII, E	B_{100}	B_{100}	A, C, E
Bildungsort	Darm	Leber	Leber	Darm und Leber

MERKE

Da die meisten Fettsäuren vom Fett- und Muskelgewebe aufgenommen werden, findet sich auf dem Endothel der dort lokalisierten Kapillaren die höchste Lipoproteinlipase-Aktivität.

VLDL

Endogen hergestellte Fettsäuren werden von VLDL transportiert. Auch die VLDL aktivieren mithilfe des Apoproteins CII die Lipoproteinlipase zur Freisetzung der Fettsäuren. Allerdings binden sie mit einer viel **geringeren Affinität** als Chylomikronen an die Lipoproteinlipase. Mit zunehmender Fettsäurefreisetzung aus den VLDL entstehen aus VLDL die IDL. IDL werden entweder ApoE-abhängig in der Leber aufgenommen oder unter weiterer TAG-Abspaltung, wodurch sich relativ der Cholesterinanteil erhöht, zu dichteren LDL, die nun nur noch Apoprotein B_{100} besitzen (➤ Abb. 3.1).

LDL

Die als das „böse" Lipoprotein bezeichneten LDL besitzen nur $ApoB_{100}$. LDL kann entweder über den $ApoB_{100}$-Rezeptor in der Leber aufgenommen werden oder über den LDL-Rezeptor in den extrahepatischen Geweben **rezeptorvermittelt endozytiert** werden (➤ Abb. 3.1).

LDL-Rezeptor Der LDL-Rezeptor ist mit sog. **Coated Pits** assoziiert. Das sind Membranabschnitte, die von einem Saum des Proteins **Clathrin** überzogen sind. Kommt es zur Bindung von LDL an seinen Rezeptor über $ApoB_{100}$, so wird der Rezeptor-/Ligand-Komplex mithilfe des Clathrins im Clathrin-coated-Vesikel internalisiert. Nach Erhöhung des pH-Werts innerhalb des **Endosoms** dissoziiert das LDL vom Rezeptor und der Rezeptor wird zur Zelloberfläche zurückgebracht. Nach hydrolytischer Zersetzung der Lipoproteine und Cholesterinester im Endosom gelangt das freie Cholesterin in die Zelle.

FOKUS

Der LDL-Rezeptor-Mechanismus unterliegt einer starken **negativen Rückkopplung.** Das intrazellulär freiwerdende Cholesterin hemmt Transkriptionsfaktoren für die β-HMG-CoA-Reduktase und den LDL-Rezeptor, wodurch weniger LDL und somit weniger Cholesterin aufgenommen werden. Wenn ein genetischer Defekt des LDL-Rezeptors vorliegt, fällt diese negative Rückkopplung weg. Es wird weder die endogene Cholesterinsynthese gehemmt, noch kann der LDL-Rezeptor LDL intrazellulär aufnehmen. Folge ist eine Hypercholesterinämie und Hyperlipoproteinämie im Blut, die Arteriosklerose fördert. Man bezeichnet das als **familiäre Hypercholesterinämie.**

PCSK9 PCSK9 zirkuliert frei im Blut und bewirkt, wenn es gemeinsam mit LDL an den LDL-Rezeptor bindet, eine Internalisierung und **Abbau des LDL-Rezeptors.** Durch **Hemmung von PCSK9** mit spezifischen Antikörpern bindet nur LDL an den LDL-Rezeptor, und dieser zirkuliert nach Internalisierung **an die Zelloberfläche zurück,** um weiteres LDL aus dem Blut aufzunehmen.

Acetyl-CoA-Cholesterin-Acyl-Transferase Da Cholesterine in Form von Estern gespeichert werden, wird intrazellulär ein Enzym gebraucht, das diese **Cholesterinester** bildet. Das übernimmt die Acetyl-CoA-Cholesterin-Acyl-Transferase (ACAT), welche Cholesterin mit einer Fettsäure verknüpft.

HDL

Den „reversen" Cholesterintransport von den peripheren Geweben zur Leber übernimmt HDL. Zudem ist HDL eine Art Vermittler im Lipoproteinstoffwechsel, da es seine Apoproteine gerne an andere Lipoproteine abgibt und auch Cholesterinester und TAG transferiert.

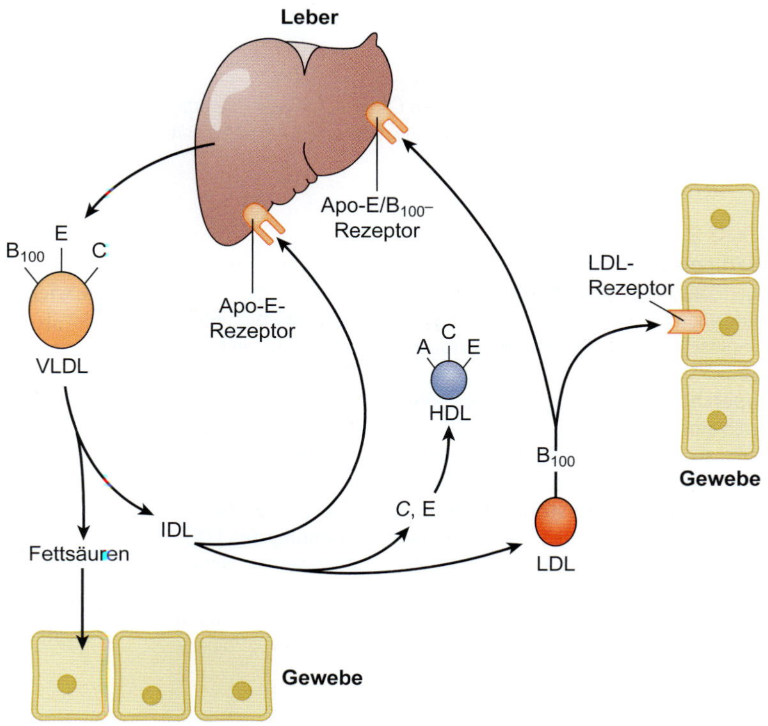

Abb. 3.1 Übersicht über den Lipoproteinstoffwechsel [L231]

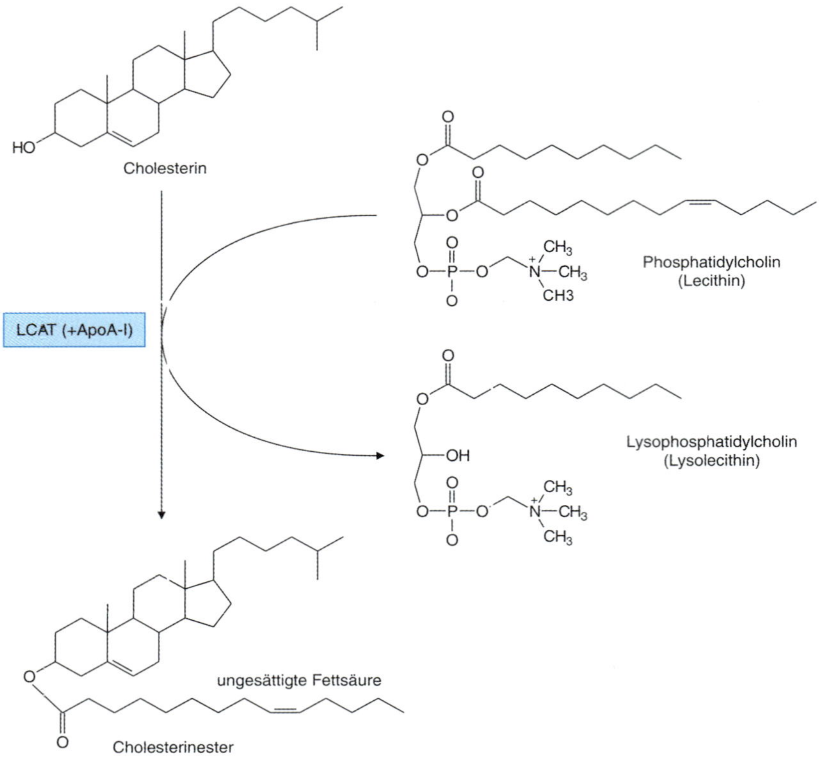

Abb. 3.2 HDL und die LCAT [O523]

Lecithin-Cholsterin-Acyl-Transferase Von der Leber gebildet, wird die Lecithin-Cholesterin-Acyl-Transferase (LCAT) mithilfe des **Apoproteins A I** an HDL gebunden. Im Gegensatz zur ACAT bindet die LCAT Cholesterinester **extrazellulär** an HDL, um sie innerhalb der HDL zu verpacken (➤ Abb. 3.2). Dabei verändert sich die Form der HDL von scheibchen- nach kugelförmig. Die LCAT katalysiert die **Acylierung** von HDL mit einer Fettsäure. Die Fettsäure stammt aus Phosphatidylcholin. Übrig bleibt **Lysolecithin,** dem nun eine Fettsäure in β-Position fehlt (➤ Abb. 3.2).

MERKE

Die LCAT erhöht in den HDL den Gehalt an Cholesterinestern. Sie arbeitet extrazellulär. Die Produkte der LCAT-Reaktion sind Cholesterinester und Lysolecithin.

FOKUS

Hyperlipoproteinämie Klinisch erhöhte Spiegel der Lipoproteine steigern das Risiko für **Atherosklerose** und damit für kardiovaskuläre Erkrankungen. Man unterscheidet die **Hypercholesterinämie** (erhöhte LDL-Spiegel) und die **Hypertriglyceridämie** (erhöhte VLDL und Chylomikronen-Spiegel).

- **Hypercholesterinämie:** Die Hypercholesterinämie zeichnet sich durch erhöhte LDL-Spiegel aus. Den Blut-Cholesterin-Spiegel kann pharmakologisch durch **Hemmung der Cholesterinresorption** im Darm über das **Niemann Pick C1-like Protein** (NPC1L1), durch **Hemmung der Cholesterinsynthese** (Hemmung der **β-HMG-CoA-Reduktase** mittels Statinen) und durch **Hemmung des LDL-Rezeptorabbaus** durch PCSK9-Inhibitoren gesenkt werden. Neben der oben erwähnten familiären Hypercholesterinämie gibt es die sekundäre Hypercholesterinämie, die z. B. durch kohlenhydrat- und fetthaltige Ernährung, durch das metabolische Syndrom oder Steroide ausgelöst werden kann.
- **Hypertriglyceridämie:** Bei der Hypertriglyceridämie sind sowohl Cholesterin- als auch Triacylglycerin-Spiegel erhöht. Die erhöhten Cholesterinspiegel werden analog zur Hypercholesterinämie therapiert, zusätzlich kann man zur Senkung der Triacylglycerine **Fibrate** geben, welche die Aktivierung der **Lipoproteinlipase** erhöhen.

Hypobetalipoproteinämie Im Gegensatz zu den Hyperlipidämien zeichnet sich die **Hypobetalipoproteinämie** durch einen niedrigen Cholesterin- und LDL-Spiegel aus. Ursachen sind meistens **Mutationen im ApoB-Gen.** Betroffene haben zwar ein erniedrigtes Atheroskleroserisiko, allerdings meistens einen Mangel an fettlöslichem Vitamin E, welches durch VLDL und LDL transportiert wird, sowie neurologische Symptome und fettigen Stuhl. Die einzigen Therapieoptionen sind eine fettarme Ernährung und Vitamin E-Supplementierung.

3.4.3 Apoproteine und Enzyme

Die wichtigsten Apoproteine und Enzyme der Lipoproteine sind in ➤ Tab. 3.3 zusammengefasst.

CHECK-UP

- Warum ist HDL das dichteste Lipoprotein?
- Beschreibe die Zusammensetzung der Lipoproteine hinsichtlich ihrer Protein- und Fettanteile.
- Welche Funktion haben die Chylomikronen? Mit welchem Enzym interagieren sie? Welchen Co-Faktor benötigt das Enzym?
- Welche Funktion hat das Enzym LCAT? Mit welchem Lipoprotein interagiert es?
- Mit welchen Mechanismen kann man Hyperlipoproteinämien behandeln?

Tab. 3.3 Apoproteine und Enzyme der Lipoproteine

	Chylomikronen	VLDL	LDL	HDL
Apoproteine	**Apo CII** zur Aktivierung der LPL	• **Apo E** zur späteren rezeptorvermittelten Endozytose der IDL • Apo B_{100} für die LDL • Apo CII zur Interaktion mit der LPL	**Apo B_{100}** zur Aufnahme und Endozytose der LDL und dessen Cholesterin in periphere Zellen	• **Apo A1** zur Bindung der LCAT • Apo E zur Aufnahme in die Leber
Enzyme	**LPL** besitzt auf dem Endothel der Kapillaren des Muskel- und Fettgewebes die höchste Aktivität zur Herausspaltung der TAG	**LPL** setzt in geringerem Maße auch hier die TAG frei	**ACAT** stellt **intrazellulär** Cholesterinester her zur Speicherung derselben	**LCAT** stellt **extrazellulär** Cholesterinester her und speichert sie in den HDL

Jetzt bist du dran!

Überblick gewinnen

Notiere dir ca. 5 Stichwörter aus diesem Unterkapitel.

3.5 Synthese der Membranlipide

Nils Hebach, Vorauflage: Fabian Bock

Biochemie

3.5.1 Phospholipidsynthese

Phosphatidylcholin

Ähnlich wie bei der TAG-Synthese, geht die Synthese von Phosphatidylcholin von der **Glycerophosphatidsäure** (Phosphatidat) aus. Glycerophosphatidsäure ist Glycerin, das mit zwei Fettsäuren verestert ist und am dritten C-Atom ein Phosphat trägt.

An der Membran des **ER** wird ein aktivierter Cholinrest, das Cytidin-Diphosphat-Cholin, an das Molekül angefügt. Dann erfolgt mithilfe von Flippasen die Translokation des Komplexes ins Lumen des ER.

MERKE
Die luminale Seite des ER befindet sich später auf der exoplasmatischen Seite, also der Außenseite der Zellmembran. Folglich liegt Phosphatidylcholin auf der **Außenseite** der Membranlipiddoppelschicht.

Phosphatidylserin

Der wichtigste Unterschied im Synthesemechanismus des Phosphatidylserins im Vergleich zu Phosphatidylcholin liegt in der Aktivierung der Ausgangsprodukte. Das Diacylglycerin, das zuvor durch Phosphatabspaltung aus Phosphatidat gewonnen wurde, wird mithilfe von Cytidindiphosphat (CDP) aktiviert. An das **CDP-Diacylglycerin** wird anschließend Serin angehängt. Dieser Prozess findet an der **Außenseite der ER-Membran** statt, also an der Seite, die dem Zytosol zugewandt ist. Damit liegt Phosphatidylserin später in der inneren Seite der Phospholipiddoppelschicht der Zellmembran.

Alternativ kann Phosphatidylserin aus Phosphatidylcholin gewonnen werden.

MERKE
Phosphatidylserin kann zu **Phosphatidylethanolamin** weiterreagieren. Dies geschieht mithilfe der Phosphatidylserin-Decarboxylase, die **PALP** als Co-Faktor benötigt.

Sphingomyelin

Grundstruktur des Membranlipids Sphingomyelin ist nicht Glycerin, sondern **Sphingosin.** Sphingosin ist ein Aminoalkohol mit einem Fettsäureschwanz. **Serin** liefert die Aminogruppe und **Palmitoyl-CoA** den Fettsäureschwanz.

Unter Verknüpfung einer weiteren Fettsäure über eine **Amidbindung** an das Sphingosin entsteht **Ceramid.** Sphingomyelin ist letztendlich Ceramid, das an einer seiner freien OH-Gruppen Phosphat mit daran verestertem Cholin besitzt. Man braucht also noch **Phosphorylcholin,** damit aus Ceramid Sphingomyelin wird.

Die Reaktionskaskade von Sphingomyelin zu Sphingosin wird u. a. von einer PALP-abhängigen Serin-Palmitoyltransferase katalysiert.

MERKE
Um bei der Sphingomyelin-Synthese von Ceramid zu Sphingomyelin zu gelangen, wird Phosphorylcholin benötigt. Konsequenterweise wird beim Abbau Phosphorylcholin frei.

KLINIK
Bei den **Sphingolipidosen** liegt ein erblich bedingter Mangel von sphingolipidabbauenden Enzymen in den Lysosomen vor. Durch die intrazelluläre Ansammlung der Sphingolipide kommt es zu geistiger und körperlicher Retardierung. Die **Niemann-Pick-Krankheit** wird durch einen genetischen Defekt des Enzyms verursacht, das Sphingomyelin in Ceramid und Phosphorylcholin spaltet, der sauren Sphingomyelinase.

Asymmetrie der Lipidverteilung in der Zellmembran

An der extrazellulären Seite der Zellmembran liegen
- **Sphingomyelin** und
- **Phosphatidylcholin.**

Innen, also dem Zytoplasma zugewandt, liegen
- **Phosphatidylinositol,** das intrazelluläre **Signalkaskaden** auslösen kann, und
- **Phosphatidylserin,** das bei der **Apoptose** nach außen klappt und Phagozyten aktiviert.

CHECK-UP
- Was sind die Ausgangssubstanzen der Synthese von Phosphatidylcholin? Warum liegt es an der Außenseite der Zellmembran?
- Wie hängen Phosphatidylserin und Phosphatidylethanolamin biochemisch zusammen?
- Beschreibe die wichtigsten Synthesestationen des Sphingomyelins. Was wird beim Abbau desselben neben Ceramid noch freigesetzt?

Jetzt bist du dran!

Überblick gewinnen

Notiere dir ca. 5 Stichwörter aus diesem Unterkapitel.

Jetzt bist du dran!

Zeichenaufgabe

Zeichne zuerst die Strukturformeln von Malonyl und Acetyl-Coa.
Zeichne anschließend die einzelnen Reaktionsschritte der Lipidsynthese mit Strukturformeln. Kennzeichne die sich verändernde Gruppe farbig.
Beschrifte die Reaktionspfeile jeweils mit dem passenden Enzym und der Art der Reaktion (z. B.: Carboxylierung).

Anregungen zur weiteren Wiederholung

Zeichne die Strukturformel von Glycerin. Zeichne anschließend Glycerin mit Fettsäuren kombiniert. Über welche Art der Bindung sind sie verbunden?
Zeichne auch diese typische Bindung einmal auf.
Welche Enzyme spielen dabei eine Rolle?
Mindmap: Verbinde jeweils ein Apoprotein mit seinem Rezeptor, Funktion und Vorkommen in Lipoproteinen. Ergänze die Verteilung von Protein und Fett in den jeweiligen Lipoproteinen.

Überblick gewinnen

Nutze deine gesammelten Stichwörter für eine Mindmap oder eine gegliederte Stichwortliste.

Biochemie

4 Nukleotidstoffwechsel

Nukleotide sind aufgebaut aus einer Base, einem Zucker-, und einem Phosphatrest. Sie sind vor allem bekannt als grundlegende Bausteine der Nukleinsäuren, erfüllen jedoch viele weitere wichtige Aufgaben im Organismus.

Aufgrund ihrer chemischen Struktur und ihres unterschiedlichen Stoffwechsels ist es wichtig zwischen den **Purinbasen**
- Adenin,
- Guanin und
- Hypoxanthin

sowie den **Pyrimidinbasen**
- Cytosin,
- Thymin und
- Uracil

zu unterscheiden.

Auch **Koffein** ist ein Purinderivat.

4.1 Purinstoffwechsel

Michelle Xi, Vorauflage: Fabian Bock

Biochemie

4.1.1 Synthese

Aktivierung von Ribose-5-Phosphat

Die Purinsynthese beginnt mit dem Grundgerüst aus Zucker und Phosphat, dem Ribose-5-Phosphat. An diesem wird das Purin Schritt für Schritt synthetisiert. Damit die Purinsynthese stattfinden kann, muss das Ribose-5-Phosphat zunächst aktiviert werden:
- Das Ribose-5-Phosphat wird ATP-abhängig zu **Phosphoribosylpyrophosphat** (PRPP) aktiviert, einem Ribose-5-Phosphat mit einem Pyrophosphat am 1'-Ende.
- **Schrittmacherreaktion:** Durch das Abspalten des Pyrophosphats wird Energie frei, wodurch **Glutamin** seine Aminogruppe spenden kann und dabei selbst zu Glutamat wird. Das Produkt dieser Reaktion ist **5-Phosphoribosylamin.**

MERKE

Die Aminogruppe von 5-Phosphoribosylamin stammt von Glutamin, ist Bestandteil der späteren N-glykosidischen Bindung im Nukleotid und liefert somit auch das **erste N-Atom** des späteren Purinrings.

Ringsynthese

Folsäure ist ein Vitamin, das mit der Nahrung aufgenommen wird und über längere Zeit in der Leber gespeichert werden kann. In Form von **Tetrahydrofolat (THF)** spielt es bei der Nukleotidsynthese und somit auch der DNA-Synthese eine bedeutende Rolle:
- Mithilfe der Folsäure-Reduktase und der **Dihydrofolat-Reduktase** (DHF-Reduktase) wird Folsäure zu Tetrahydrofolat. In dieser Form ist es metabolisch aktiv und kann, je nachdem in welcher Oxidationsstufe es vorliegt, unterschiedliche C_1-Gruppen übertragen.
- Bei der Nukleotidsynthese ist es **Formyl-THF,** welches seine C_1-Reste auf den Purinring überträgt.

KLINIK

Methotrexat ist ein Folsäureanalogon. Es **hemmt** kompetitiv die **DHF-Reduktase.** Folglich kann kein THF gebildet werden und die Purinnukleotidsynthese, die THF als C_1-Gruppen-Donor benötigt, ist gehemmt. Da die Thymidinsynthese ebenfalls THF-abhängig ist und Methotrexat zusätzlich einige Enzyme der Pyrimidinsynthese hemmt, wird die Nukleotid- und damit auch die DNA-Synthese auf gleich mehreren Ebenen verhindert. Das Wachstum von Tumorzellen lässt sich deshalb mit Methotrexat hemmen.

Auch **Sulfonamide** greifen in den Folsäurestoffwechsel ein. Als Analogon von p-Aminobenzoesäure, einem natürlichen Bestandteil der Folsäure, wird es von den Bakterien fälschlicherweise in die Folsäure eingebaut, womit diese unbrauchbar wird.

➤ Tab. 4.1 fasst die Purinringbildung mit ihren Ausgangssubstanzen zusammen.

Als Produkt der Purinringsynthese entsteht Hypoxanthin. Zusammen mit dem dazugehörigen Ribose-5-Phosphat wird Hypoxanthin als **Inosinmonophosphat** (IMP) bezeichnet. IMP ist also das zu Hypoxanthin gehörende Nukleotid und kann in die anderen Purinnukleotide überführt werden.

MERKE

Glycin spendet all seine C- und N-Atome an den Purinring und liefert als einzige Ausgangssubstanz drei Atome für den Purinring. Das N-Atom der N-glykosidischen Bindung im Purinnukleotid stammt von **Glutamin.**

Tab. 4.1 Die Bildung des Purinrings

Substanz	Rolle bei der Ringbildung
Glycin	• Liefert die C-Atome 4 und 5 und das N-Atom 7 • Damit gehen **alle C- und N-Atome** des Glycins in den Ring ein (➤ Abb. 4.1)
Formyl-THF	Spendet die C-Atome 2 und 8
2 × Glutamin	• Liefert N-Atom 9 für die N-glykosidische Bindung zum Zucker • Das zweite Glutamin liefert N-Atom 3
Aspartat	Liefert N-Atom 1 und wird dabei zu Fumarat
Freies CO_2	Liefert C-Atom 6

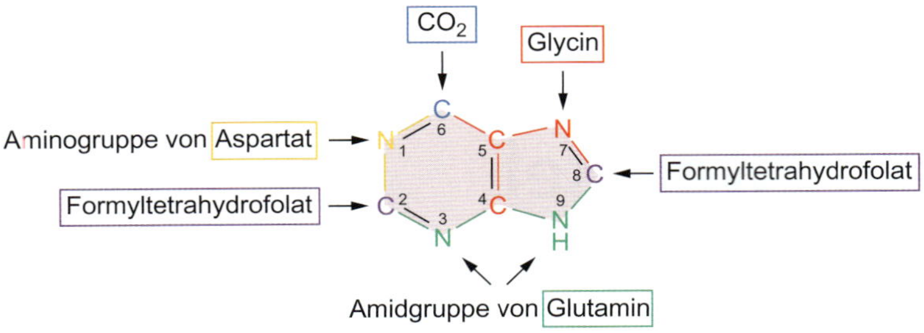

Abb. 4.1 Herkunft der Atome des Purinrings [L271]

Adenin und Guanin

Die Umwandlung der Purine untereinander, also zwischen Hypoxanthin, Adenin und Guanin, erfolgt auf Ebene der **Nukleosidmonophosphate.**

Adenosinmonophosphat Die Herstellung von AMP aus IMP benötigt

- **GTP** als Energielieferant
- **Aspartat** als Spender der Aminogruppe für C-Atom 6

Neben AMP entsteht hierbei **Fumarat.**

Guanosinmonophosphat Guanin hat im Vergleich zu Hypoxanthin zusätzlich zur Carbonylgruppe am C-Atom 6 eine Aminogruppe am C-Atom 2. Die Herstellung von GMP aus IMP verbraucht:

- **ATP** als Energielieferant
- **Glutamin,** das die besagte Aminogruppe liefert

Am C-Atom 2 des Hypoxanthins wird zunächst eine Ketogruppe eingeführt, die dann durch die Aminogruppe ersetzt wird. Die Oxidation, also das Einfügen der Ketogruppe, erledigt eine NADH-abhängige **Inosinmonophosphat-Dehydrogenase** (IMPDH). Dieser Schritt ist geschwindigkeitsbestimmend für die Synthese von GMP.

KLINIK

Inhibitoren der IMPDH werden als Immunsuppressiva eingesetzt. Denn sich teilende Zellen, z. B. Immunzellen, sind auf die De-novo-Synthese von Nukleosiden wie Guanosin angewiesen. Mycophenolsäure beispielsweise hemmt die IMPDH und damit die Synthese von GMP.

Regulation

Die De-novo-Synthese der Purinbasen wird hauptsächlich über **Produkthemmung** und **Substrataktivierung** reguliert. Dies geschieht vor allem über das **Schlüsselenzym Glutamin-PRPP-Transferase,** welche die Bildung von 5-Phosphoribosylamin aus PRPP katalysiert. Sie wird allosterisch durch IMP, AMP und GMP gehemmt und durch PRPP aktiviert.

Da die Synthese von AMP und GMP das jeweils andere Nukleosidtriphosphat als Energielieferant benötigt, fördert das Vorliegen von GTP die AMP-Synthese und ATP wiederum die GMP-Synthese.

4.1.2 Der Salvage Pathway – Purinbasen-Recycling

Da die Neusynthese der Purinbasen viel Energie kostet, ist die energieärmere Wiederverwertung der beim DNA-Abbau entstehenden freien Basen sinnvoll. Ebenso können freie Basen aus der Nahrung verwertet werden. Die meisten Purinbasen werden wiederverwertet und nur ein geringer Teil abgebaut. Das Purinbasen-Recycling wird auch Salvage Pathway genannt und läuft nach folgendem Prinzip ab:

- PRPP + Purinbase → Nukleosidmonophophat + PP_i

Die Energie der Reaktion stammt also aus der Abspaltung des Pyrophosphats von PRPP.

Die an der Reaktion beteiligten Enzyme sind die **Adenin-Phosphoribosyl-Transferase (APRT),** die aus Adenin AMP bildet, und die **Hypoxanthin-Guanin-Phosphoribosyl-Transferase (HGPRT).** Sie bildet aus Hypoxanthin IMP und aus Guanin GMP.

Regulation

Wie die Neusynthese wird auch das Recycling der Purinbasen durch **Produkthemmung** reguliert. Zusätzlich zur Hemmung des Synthesewegs gilt also:

- AMP hemmt die APRT,
- IMP und GMP hemmen die HGPRT.

Die Produkthemmung gewährleistet also ein **Gleichgewicht** zwischen Verwertung aus der Nahrung sowie Wiederverwertung nach Nukleotidabbau und De-novo-Synthese.

Fehlende Produkthemmung, z. B. bei Defekten der Wiederverwertung, stört dieses Gleichgewicht und führt zu erhöhter De-novo-Synthese. Infolgedessen steigt auch der Purinabbau, und es fallen vermehrt Abbauprodukte der Purine wie **Harnsäure** an.

KLINIK

Lesch-Nyhan-Syndrom Dem Lesch-Nyhan-Syndrom liegt ein angeborener Mangel der **HGPRT** und damit ein **gestörter Salvage Pathway** zugrunde. Es wird weniger IMP und GMP regeneriert, da diese Basen den Salvage Pathway nicht durchlaufen können, sodass die von IMP und GMP ausgeübte Produkthemmung wegfällt. Folglich wird die Neusynthese der Purine stark aktiviert (u. a. aufgrund der nun erhöhten intrazellulären PRPP-Konzentration), während es aufgrund der geringen Wiederverwertung auch zu einem erhöhten Abbau kommt. Durch den verstärkten Purinabbau steigt die Harnsäurekonzentration im Blut stark an. Man bezeichnet dies als **primäre,** also angeborene, **Hyperurikämie,** welche u. a. **Gichtsymptomatik** verursachen kann. Weiterhin fallen die Kinder schon in frühen Jahren durch psychische Retardierung und Neigung zur Selbstverstümmelung auf.

4.1.3 Abbau von Purinen

Der menschliche Körper kann den Purinring nicht spalten. Der Purinring bleibt deshalb beim Abbau erhalten und wird in eine ausscheidbare Form umgewandelt.

Purine werden über Hypoxanthin und Xanthin zu Harnsäure abgebaut. **Hypoxanthin** unterscheidet sich von Adenin dadurch, dass es am C-Atom 6 des Purinrings statt einer Amino- eine Hydroxygruppe trägt. **Xanthin** hat im Vergleich zu Hypoxanthin eine zusätzliche Hydroxygruppe am C-Atom 2, also insgesamt zwei OH-Gruppen, die es noch wasserlöslicher machen.

Abbau von AMP Zunächst wird AMP zu IMP **desaminiert.** Dies wird durch die AMP-Desaminase katalysiert und stellt eine Umkehrung der aspartatabhängigen Aminierung der AMP-Synthese dar.

Um sich des Ribose-5-Phosphats zu entledigen, wird das Phosphat durch die 5'-Nukleotidase abgespalten, während die N-glykosidische Bindung zwischen Purin und Ribose durch eine **Purin-Phosphorylase** gespalten wird. Aus IMP wird damit das Purin Hypoxanthin, das mithilfe der **Xanthin-Oxidase** zu Xanthin umgewandelt wird (➤ Abb. 4.2). Hier vereinigen sich der Adenin- und der Guaninabbau.

Abbau von GMP Genau wie beim AMP-Abbau wird GMP zunächst dephosphoryliert und die Ribose abgespalten. Das dabei entstehende Guanin wird anschließend mithilfe der Guanin-Desaminase zu Xanthin desaminiert.

Harnsäurebildung und -ausscheidung

Xanthin-Oxidase Die Xanthin-Oxidase katalysiert **zwei Reaktionen.** Sie bildet

- im AMP-Abbau aus Hypoxanthin Xanthin und schließlich
- aus Xanthin die **Harnsäure,** das Endprodukt des Purinabbaus (➤ Abb. 4.2).

Die Xanthin-Oxidase

- ist ein **Flavoenzym,** d. h. ihre Untereinheiten benötigen FAD als Cofaktor,
- hat ein **Molybdän** (Mo) im aktiven Zentrum und
- benötigt **Sauerstoff** zur Oxidation von Xanthin zu Harnsäure.

MERKE

Beim Abbau von AMP und GMP entsteht Harnsäure. Sie wird mithilfe der Xanthin-Oxidase enzymatisch aus Xanthin gebildet.

Harnsäure Harnsäure liegt im Blut als **Urat** vor, d. h. ionisiert mit Natriumionen. Die **Löslichkeit** von Harnsäure ist **pH-abhängig** und steigt, je basischer das Milieu ist. Bei physiologischem pH-Wert von 7,4 ist Harnsäure **sehr schlecht löslich,** weshalb es sehr leicht in Form von **Uratkristallen** ausfallen kann. Kommt es zur Ansäuerung des Blutes, z. B. bei einer Azidose, fällt die Harnsäure noch leichter aus.

Der Harnsäurespiegel korreliert mit der Nierenfunktion und mit der Purinaufnahme. Harnsäure wird zu über 80 % renal ausgeschieden. Sie wird mithilfe des organischen Anionentransporters Typ 1 (OAT1) an der basolateralen Membran der Tubuluszellen in die Nierentubuli sezerniert. Dieser Transport ist carriervermittelt und somit **sättigbar.** Steigende Harnsäurespiegel können also nicht über eine erhöhte renale Ausscheidung kompensiert werden. Es kommt sehr schnell zu pathologisch erhöhten Harnsäurespiegeln im Blut.

Eine erhöhte Aufnahme von Purinen über die Nahrung, z. B. Fleisch, erhöht den Purinabbau und die Harnsäurekonzentration im Plasma.

KLINIK

Eine verminderte renal-tubuläre Harnsäuresekretion, wie sie bei der **Niereninsuffizienz** auftritt, lässt die Harnsäurespiegel ansteigen. Auch Abbauprodukte von **Alkohol** hemmen die renale Harnsäureausscheidung und lassen so die Spiegel im Blut ansteigen.

Gicht

Die Gicht ist in Wohlstandsgesellschaften eine der häufigsten Stoffwechselstörungen. Sie zeichnet sich durch eine **Hyperurikämie** aus, die meist durch genetische (Enzym-)Defekte verursacht wird (primäre Hyperurikämie), aber auch Folge von Medikamenteneinnahme oder Nierenerkrankungen sein kann (sekundäre Hyperurikämie). Infolge einer **verminderten Harnsäureausscheidung** oder **vermehrten Harnsäureproduktion** kann der Harnsäurespiegel so stark ansteigen, dass Harnsäure in Form von Uratkristallen ausfällt. In der Gelenkflüssigkeit macht sich dies durch eine reaktive Leukozyteninvasion und massive Entzündungsreaktionen bemerkbar. Das bezeichnet man als **akuten Gichtanfall,** der sich häufig in einer Schwellung des Großzehengrundgelenks manifestiert. Im akuten Fall therapiert man mit **Colchicin,** das die Polymerisation der Mikrotubuli und damit die Neutrophilenmotilität hemmt und so deren Invasion in das Gelenk vermindert. Bei der chronischen Gicht ist Allopurinol Mittel der Wahl.

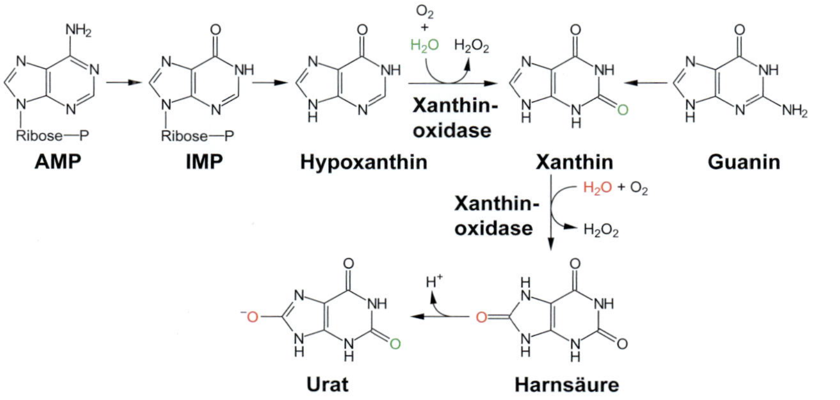

Abb. 4.2 Die Harnsäurebildung [O523]

Allopurinol ist strukturanalog zu Hypoxanthin und wird von der **Xanthin-Oxidase** zu Alloxanthin umgesetzt. Alloxanthin wiederum kann von der Xanthin-Oxidase nicht weiterverarbeitet werden und hemmt diese irreversibel. Die Xanthin-Oxidase produziert also ihren eigenen Inhibitor. Man bezeichnet das als **Suizidhemmung.** Infolge dieser Hemmung ist der letzte Schritt der Harnsäurebildung blockiert. Produkte des Purinabbaus sind nun Hypoxanthin und Xanthin, die besser wasserlöslich sind und von der Niere leichter ausgeschieden werden können als Harnsäure.

MERKE

Durch die Hemmung der Xanthin-Oxidase mit Allopurinol wird vermehrt Hypoxanthin über die Nieren ausgeschieden.

CHECK-UP

- Was ist die Schrittmacherreaktion der Purinbiosynthese? Welche Aminosäure wird dabei verbraucht und welche Atome liefert sie für den Purinring?
- Welche Rolle spielt Folsäure bei der Purinsynthese und wie kann man das therapeutisch nutzen?
- Beschreibe, wie sich der Purinring unter Einbau welcher Substanzen zusammensetzt. Welche Rolle kommt Glycin dabei zu?
- Wie können Purinbasen wiederverwertet werden? Bei welcher Krankheit ist das Purinrecycling gestört?
- Wie wird Harnsäure gebildet und ausgeschieden? Welche Rolle spielt dabei die Xanthinoxidase und wie kann man das therapeutisch nutzen?

Jetzt bist du dran!

Überblick gewinnen

Notiere dir ca. 5 Stichwörter aus diesem Unterkapitel.

4.2 Pyrimidinstoffwechsel

Michelle Xi, Vorauflage: Fabian Bock

Biochemie

Zu den Pyrimidinbasen gehören **Cytosin, Thymin,** und **Uracil.** Der Zucker der Pyrimidinnukleotide, das Ribose-5-Phosphat, ist genau wie bei den Purinnukleotiden **N-glykosidisch** an die Base gebunden, hier allerdings über das N-Atom an Position 1.

4.2.1 Synthese

Im Unterschied zur Purinsynthese wird bei den Pyrimidinen zuerst das Grundgerüst des Pyrimidinrings aufgebaut und dieses danach erst mit dem aktivierten Ribosephosphat (PRPP) verbunden. Den Pyrimidinring bilden (➤ Abb. 4.3):

- **Glutamin** (N-Donor),
- CO_2 (C- und O-Donor) und
- **Aspartat** (C- und N-Donor, komplettes Molekül geht in den Pyrimidinring ein).

Ringbildung

Glutamin reagiert ATP-abhängig mit CO_2 zu **Carbamoylphosphat.** Die Reaktion wird von einem Enzym mit **Carbamoyl-Phosphat-Synthetase-II**-Aktivität im Zytosol katalysiert. Die Carbamoylphosphat-Bildung ist der geschwindigkeitsbestimmende Schritt der Pyrimidinbiosynthese. Das Enzym ist nicht zu verwechseln mit der Carbamoyl-Phosphat-Synthetase I, die Teile des Harnstoffzyklus in den Mitochondrien katalysiert.

Unter Phosphatabspaltung reagiert Carbamoylphosphat mit Aspartat zu **Carbamoyl-Aspartat.**

Erst mit der Wasserabspaltung entsteht **Dihydroorotat,** das aus dem charakteristischen Pyrimidin-Sechsring mit zwei N-Atomen besteht.

Die drei genannten Schritte werden alle von einem multifunktionellen Enzym, dem CAD-Enzym katalysiert. Es besitzt Carbamoyl-Phosphat-Synthetase-II-, Aspartat-Transcarbamoylase- und Dihydroorotase-Aktivität.

Mithilfe der mitochondrialen **Dihydroorotat-Dehydrogenase** wird schließlich eine Doppelbindung in den Pyrimidinring eingeführt, wobei **Orotat** und ein Reduktionsäquivalent NADH entstehen.

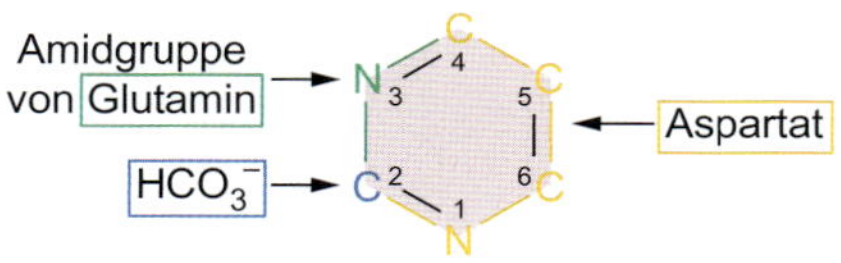

Abb. 4.3 Herkunft der Atome des Pyrimidinrings [L271]

KLINIK
Leflunomid hemmt die Dihydroorotat-Dehydrogenase und damit die Entstehung von Orotat. Die gesamte Pyrimidinsynthese kommt damit zum Stillstand. Leflunomid wirkt als Immunsuppressivum, da es ganz besonders die Teilung der T-Zellen hemmt.

Uracil und Cytosin

Uridinmonophosphat Zur Bildung von UMP aus Orotat wird PRPP angehängt und ein Phosphat abgespalten, wobei OMP entsteht. Die Umwandlung zu UMP, in dem Uracil enthalten ist, erfolgt wieder auf der Ebene der Nukleosidmonophosphate. OMP und UMP trennt lediglich eine Carboxygruppe des OMP am Pyrimidinring, die durch die **Orotat-Decarboxylase** abgespalten wird.

Cytidintriphosphat Nicht alle Nukleotide können auf der Ebene der Nukleosidmonophosphate ineinander umgewandelt werden. Um Cytosin aus UMP gewinnen zu können, wird UMP zu UTP phosphoryliert. Mithilfe von **Glutamin** wird eine Aminogruppe in UTP eingebaut, sodass CTP entsteht.

MERKE
Cytosin entsteht nicht auf der Ebene der Nukleosidmonophosphate, sondern der **Nukleosidtriphosphate.**

Thymin

Um aus UMP Thymidinmonophosphat (TMP) bilden zu können, werden keine Nukleosidtriphosphate, sondern die reduzierte **Desoxyform der Ribose** in den Nukleosidmonophosphaten benötigt.

MERKE
Die Umwandlung von UMP zu TMP erfolgt auf der Ebene der Desoxyribonukleosidmonophosphate. Aus dUMP entsteht dabei dTMP.

Bei der Thymidylat-Synthase-Reaktion wird dUMP mithilfe von **Methylen-THF** methyliert. Dabei entstehen dTMP und **Dihydrofolsäure** (DHF). Die Reaktion ist geschwindigkeitsbestimmend für die gesamte DNA-Synthese und wird von der **Thymidylat-Synthase** katalysiert, dem Schrittmacherenzym der DNA-Synthese.

Um für die weitere Thymidinsynthese zur Verfügung zu stehen, regeneriert die DHF-Reduktase DHF NADPH-abhängig wieder zu THF.

KLINIK
5-Fluorouracil bzw. dessen Metabolit 5-Fluor-dUMP, hemmt die Thymidylat-Synthase und damit die DNA-Synthese. Es spielt eine wichtige Rolle als Chemotherapeutikum in der Tumortherapie.
Auch das bereits erwähnte **Methotrexat** hemmt die Thymidylat-Synthase.

Regulation

Auch die De-novo-Synthese von Pyrimidinbasen unterliegt der **Produkthemmung und Substrataktivierung.** Diese spielt vor allem beim CAD-Enzym, welche die Schlüsselreaktion katalysiert, eine Rolle.

Die Synthesegeschwindigkeit von thyminhaltigen Desoxyribonukleotiden ist außerdem abhängig vom **Folsäureangebot.**

4.2.2 Recycling und Abbau von Pyrimidinen

Anders als bei den Purinbasen können **freie Pyrimidinbasen nicht recycelt** werden. Lediglich in Form von Nukleosiden, also mit Zuckerrest, können sie durch Kinase unter ATP-Verbrauch zu Pyrimidinnukleotiden wiederverwertet werden.

Dafür ist hier der **vollständige Abbau** zu energieliefernden Endprodukten möglich. Beim Abbau von CMP und UMP, beide über Uracil und β-Ureidopropionat, entsteht letztlich **β-Alanin.** dTMP wird über Thymin zu **β-Aminoisobutyrat** abgebaut. Sowohl β-Alanin als auch β-Aminoisobutyrat können weiter zu Malonyl-CoA bzw. Methylmalonyl-CoA umgewandelt und somit energieliefernden Stoffwechselwegen zugeführt werden.

Jetzt bist du dran!

Überblick gewinnen

Notiere dir ca. 5 Stichwörter aus diesem Unterkapitel.

4.3 Synthese der Desoxyribose-Formen

Michelle Xi, Vorauflage: Fabian Bock

Biochemie

In der DNA kommt die Ribose in der Desoxyform vor, der eine OH-Gruppe am C-Atom in Position 2 fehlt. Dadurch wird die DNA stabiler.

MERKE

Ribose wird auf der Ebene der **Nukleosiddiphosphate** in Desoxyribose umgewandelt.

Die Reaktion

- ist eine Reduktion, die durch die **Ribonukleotid-Reduktase** katalysiert wird und
- benötigt **Thioredoxin,** dessen SH-Gruppen unter Ausbildung von Disulfidbrücken oxidiert werden.

Thioredoxin wird über eine FADH-abhängige Thioredoxin-Reduktase regeneriert. FADH wird mit NADPH regeneriert, das aus der Glucoseverarbeitung im Pentosephosphatweg stammt. Glucose ermöglicht also die Synthese der stabilen DNA.

KLINIK

Hydroxyharnstoff ist ein Zytostatikum, das die Ribonukleotid-Reduktase hemmt. Infolgedessen wird die Umwandlung der Ribonukleosiddiphosphate in Desoxyribonukleosiddiphosphate und damit die DNA-Synthese gehemmt.

CHECK-UP

- Aus welchen Molekülen wird das Grundgerüst des Pyrimidinrings gebildet?
- Welcher Schritt der Pyrimidinsynthese ist geschwindigkeitsbestimmend? Wie heißt das entsprechende Enzym?
- Was ist die Schrittmacherreaktion der DNA-Synthese? Welcher Co-Faktor wird für sie benötigt und wie lässt sie sich pharmakologisch modulieren?
- Aus welcher Nukleosidform entstehen die Desoxyribosenukleoside?

Jetzt bist du dran!

Überblick gewinnen

Notiere dir ca. 5 Stichwörter aus diesem Unterkapitel.

Jetzt bist du dran!

Zeichenaufgabe

Zeichne je einen Purinring und einen Pyrimidinring. Ausgehend von den beiden Ringen, zeichne jeweils die korrekten funktionellen Gruppen für Adenin, Guanin, Cytosin, Thymin und Uracil ein. Diese Moleküle wirst du im Physikum ggf. wiedererkennen müssen.

Anregungen zur weiteren Wiederholung

Welche Bausteine braucht es noch für DNA? Zeichne auch diese und wie sie verknüpft sind.
Welche Basen paaren miteinander? Wo findest du Uracil?
Liste dir alle Enzyme dieses Kapitels auf und ordne ihnen die richtige Funktion zu.
Kennzeichne Schlüsselenzyme.
Lege eine Tabelle mit den in diesem Kapitel genannten Erkrankungen an, die durch Störungen im Purin/Pyrimidin-Stoffwechselweg verursacht werden, z. B.

Erkrankung (Name)	Fehler im Stoffwechsel	Symptome	Therapie

Überblick gewinnen

Nutze deine gesammelten Stichwörter für eine Mindmap oder eine gegliederte Stichwortliste.

KAPITEL

5 Stoffwechsel der Leber

Biochemie

5.1 Funktion und Anatomie der Leber

Vanessa Maaßen, Vorauflage: Maximilian Pfau

Biochemie

5.1.1 Aufgaben der Leber

Als zentrales Stoffwechselorgan erfüllt die Leber zahlreiche Aufgaben. Sie verwertet den größten Teil der Blutglukose und ist wichtiges Ausscheidungs- und Entgiftungsorgan. Außerdem versorgt die Leber den Körper mit Lipiden und ist Hauptproduzent des Cholesterins. Sie hält den Aminosäurespiegel konstant, spielt aber auch eine wichtige Rolle beim Protein- und Aminosäureabbau, da sie das **einzige Organ** ist, das **Harnstoff synthetisieren** kann.

Die Leber hat eine große Proteinsyntheseleistung und ist wichtig für die plasmatische Gerinnung und für die Aufrechterhaltung des kolloidosmotischen Drucks des Plasmas.

KLINIK

- In der Klinik werden häufig die Cholinesterase, Albumin und der Quick bestimmt. Die Werte dieser Parameter geben Aufschluss über die **Proteinsyntheseleistung** der Leber. Sie fallen dementsprechend bei Leberversagen ab.
- Sinkt der Plasmaproteinspiegel zu weit ab, kommt es durch den niedrigen kolloidosmotischen Druck zu einem hypoproteinämischen Ödem. Die Ursache ist entweder in einer Protein-Mangelernährung („Hungerbauch") oder in einem Leberversagen zu suchen.

5.1.2 Funktionelle Anatomie der Leber

Die Leber liegt im rechten Oberbauch des Menschen. Sie wiegt etwa 1500 bis 2000 g. Sie wird in zwei große Lappen, den Lobus dexter und den Lobus sinister, und zwei kleine Lappen, den Lobus quadratus und den Lobus caudatus, eingeteilt.

Die Funktion der Leber lässt sich an ihrer Einbindung in den Blutkreislauf gut nachvollziehen. Zum einen erhält sie **sauerstoffreiches Blut** über die **A. hepatica propria.** Der Sauerstoff wird für die energieaufwendigen Stoffwechselreaktionen benötigt. Außerdem fließt das komplette venöse Blut aus allen unpaaren Bauchorganen im sogenannten **Portalkreislauf** in die Leber:

- **Magen-Darm-Trakt:** Das Blut aus dem Gastrointestinaltrakt enthält zahlreiche Nährstoffe, die zuerst über die Leber laufen, um die Serumkonzentration von Glukose und Aminosäuren konstant zu halten. Gifte aus der Nahrung können durch die Leber abgefangen werden.
- **Milz:** In der Milz werden alte Erythrozyten aussortiert. Hierbei fällt Bilirubin an, das über den Portalkreis direkt in die Leber kommt und über die Galle ausgeschieden wird.
- **Pankreas:** Die Hormone der Bauchspeicheldrüse Glucagon und Insulin gelangen ebenfalls über den Portalkreislauf auf direktem Weg zur Leber, die den Blutzuckerspiegel aufrechterhält.

Glisson-Trias

An der Leberpforte tritt der Gallengang aus, während die A. hepatica propria und die V. portae eintreten. Auch an den Stellen, wo die kleinen Leberläppchen aneinandergrenzen, bleibt diese Trias aus Gallengang, Arterie und Vene, die Glisson-Trias, erhalten.

Leberläppchen

Die klassischen Zentralvenen-Läppchen haben eine sechseckige Struktur und werden in der Mitte von der sog. Zentralvene durchzogen. Aus der Peripherie fließt das Blut aus den kleinsten Ästen der A. hepatica propria und der V. portae in **Sinusoiden** zusammen in Richtung Zentralvene und wird dabei verstoffwechselt.

Histologie

Es gibt in der Leber drei wichtige Zellarten (➤ Abb. 5.1):

- **Hepatozyten:** Die Hepatozyten bilden das eigentliche Lebergewebe. An der basolateralen Seite von Hepatozyten befindet sich der Blutpol. Die apikale Seite bildet den Gallenpol, der durch Tight Junctions dicht verschlossen ist. In Hepatozyten findet sich reichlich glattes ER, das viele **Cytochrom-P450-Enzyme** enthält. Man spricht von sog. Mikrosomen.
- **Kupffer-Zellen:** (früher Kupffer-Sternzellen) Kupffer-Zellen sind spezialisierte, leberspezifische Makrophagen. Sie befinden sich an der Innenwand der Lebersinusoide und entwickeln sich aus Monozyten. Sie phagozytieren Stoffwechselprodukte, Schadstoffe und geschädigte, alte Erythrozyten.
- **Ito-Zellen:** (syn.: Sternzelle) Ito-Zellen sind im sog. Disse-Raum lokalisiert. Im Zytoplasma dieser Zellen finden sich zahlreiche Fetttröpfchen, die als **Vitamin-A-Speicher** dienen. Außerdem können Ito-Zellen zu Myofibroblasten differenzieren und spielen so bei der **Pathogenese der Leberzirrhose** eine Rolle.

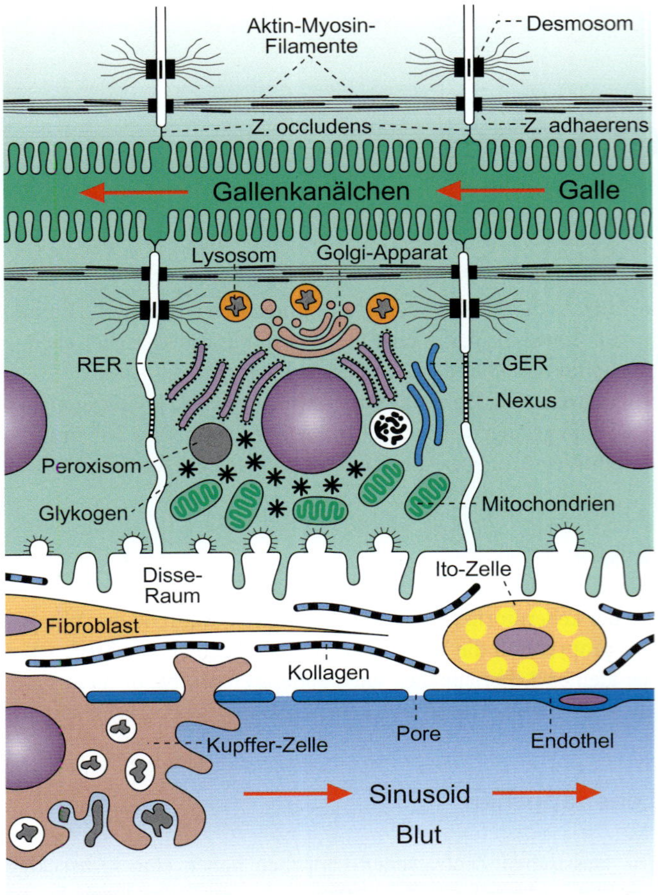

Abb. 5.1 Zellen der Leber [L107]

CHECK-UP

- Welche Funktionen hat die Leber?
- Woraus besteht die Glisson Trias?
- Welche Zellen der Leber speichern Vitamin A?

Jetzt bist du dran!

Überblick gewinnen

Notiere dir ca. 5 Stichwörter aus diesem Unterkapitel.

5.2 Biotransformation

Vanessa Maaßen, Vorauflage: Maximilian Pfau

Biochemie

Bei der Biotransformation werden nicht ausscheidbare hydrophobe Stoffe durch chemische Prozesse in ausscheidbare hydrophile Stoffe umgewandelt. In **Phase I** der Biotransformation werden funktionelle Gruppen wie Hydroxy- oder Thiolgruppen in die unpolaren hyrophoben Moleküle eingeführt (➤ Abb. 5.2). In **Phase II** der Biotransformation werden die hydrophoben Moleküle durch Konjugation an Glucuronsäure, Sulfat oder Gluthation in hydrophile Moleküle umgewandelt (➤ Abb. 5.2).

Diese können nun über die Niere oder Galle ausgeschieden werden.

MERKE

- Phase I = Einführung einer reaktiven Gruppe (-OH; -SH)
- Phase II = Konjugation an wasserlösliche Substanz

Die Biotransformation dient vor allem der **Entgiftung,** denn sie inaktiviert zahlreiche biologisch aktive Substanzen. Allerdings gibt es auch Stoffe, die erst durch Biotransformation giftig werden. In diesem Fall spricht man von **Giftung.**

KLINIK

Manche Medikamente entfalten ihre biologische Aktivität und somit ihre Wirkung erst, wenn sie durch Biotransformation verändert wurden. Diese Medikamente werden als **Prodrugs** bezeichnet.

5.2.1 Phase I

Für die Einführung von funktionellen Gruppen in der Biotransformation gibt es verschiedene Möglichkeiten.

Oxidation Die Oxidation erfolgt i. d. R. durch **Cytochrom-P450-Monooxygenasen** (CYPs). Diese Enzyme sind meist **Flavoproteine** und besitzen **Häm b** als prosthetische Gruppe. Sie sind Bestandteil der Membran des glatten ER und katalysieren den Einbau eines Sauerstoffatoms aus O_2 in ihr Substrat. Das zweite Sauerstoffatom wird zu H_2O reduziert. Als Elektronendonator dient i. d. R. **NADPH.** Monooxygenasen katalysieren Hydroxylierungen, N-Desalkylierungen und O-Desalkylierungen.

Weitere Reaktionen Neben der Oxidation durch Monooxygenasen gibt es in der Phase I noch weitere mögliche Reaktionen. Hierzu zählen Reduktionen durch Reduktasen sowie Hydrolysen durch Esterasen.

5.2.2 Phase II

Die reaktiven Metaboliten aus Phase I werden anschließend mit stark wasserlöslichen Substanzen verknüpft.

Glucuronsäure Die UDP-Glucuronosyltransferase überträgt Glucuronsäure von UDP-Glucuronat auf den reaktiven Metaboliten. Dies geschieht entweder an einer Hydroxygruppe oder einer Carboxygruppe. Bei dem entstandenen Konjugat handelt es sich um ein **Glucuronid.**

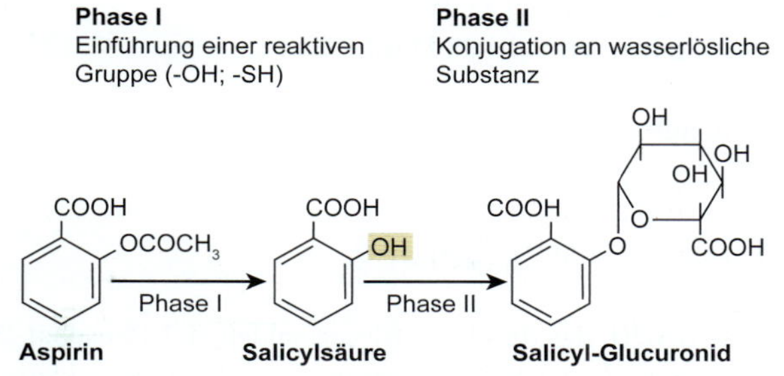

Abb. 5.2 Die Biotransformation von Aspirin [L231]

Schwefelsäure Bei dem Abbau von Cystein entsteht Sulfat. Dieses wird mit ATP zu 3'-Phosphoadenosin-5'-Phosphosulfat (PAPS) aktiviert. Anschließend kann die Sulfotransferase die Metaboliten aus Phase I sulfatieren.

Weitere Reaktionen Die Metaboliten können auch mit Acyl- oder Acetylresten, Methylgruppen, Glutathion oder der Aminosäure Glycin konjugiert werden.

5.2.3 Ausscheidung

Die Konjugate, die nun deutlich wasserlöslicher sind, werden entweder über die Niere ausgeschieden oder in die Galle sezerniert. Die Sekretion in die Galle erfolgt ATP-abhängig durch sog. **ABC-Transporter.** Hierzu zählen die Transporter aus der Gruppe der **Multidrug-Resistance-Proteine** (MDR) und der **Multidrug-Resistance-Related-Proteine** (MRP).

CHECK-UP

- Was geschieht in Phase I und Phase II der Biotransformation?
- Über welche Organe werden die Konjugate ausgeschieden?

Jetzt bist du dran!

Überblick gewinnen

Notiere dir ca. 5 Stichwörter aus diesem Unterkapitel.

5.3 Alkoholstoffwechsel

Vanessa Maaßen, Vorauflage: Maximilian Pfau

Biochemie

5.3.1 Alkoholische Gärung

Kann das NADH, das durch die Glycerinaldehyd-3-Phosphat-Dehydrogenase in der Glykolyse gewonnen wurde, nicht oxidativ in der Atmungskette weiterverwendet werden, muss es zu NAD^+ regeneriert werden – sonst kommt die Glykolyse ins Stocken. Dies geschieht in der **anaeroben Glykolyse.**

Beim **Menschen** werden die Elektronen und die Wasserstoffionen mithilfe der **Laktatdehydrogenase** auf Pyruvat übertragen. Das Produkt dieser Reaktion, der Milchsäuregärung, nennt sich Laktat. **Hefen** regenerieren NAD^+ hingegen mithilfe von Acetaldehyd. Dabei entsteht der Alkohol **Ethanol** (➤ Abb. 5.3).

Reaktionen

- **Pyruvatdecarboxylase:** Das Enzym Pyruvatdecarboxylase katalysiert die Reaktion von dem C3-Körper Pyruvat zu dem C2-Körper Acetaldehyd. Als Co-Faktoren dienen zwei Magnesiumionen sowie Thiaminpyrophosphat (Vitamin B_1). Letzteres kann mithilfe seines sehr reaktiven C-Atoms im Thiazolring Pyruvat binden. Dies führt zur Labilisierung der Carboxygruppe, die dann in Form von CO_2 abgespalten wird.
- **Alkoholdehydrogenase:** Die Alkoholdehydrogenase enthält ein **Zinkion** (Zn^{2+}). Sie reduziert Acetaldehyd zu Ethanol. Dabei wird NADH zu NAD^+ regeneriert.

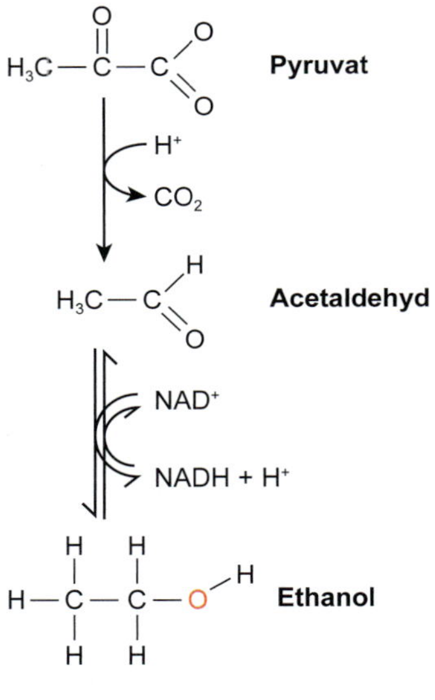

Abb. 5.3 Alkoholische Gärung [L231]

5.3.2 Alkoholabbau im Menschen

Als Zwischenprodukt des Alkoholabbaus entsteht Acetaldehyd (Ethanal, ➤ Abb. 5.4). Acetaldehyd ist sehr giftig und kann mit Proteinen kovalente Addukte bilden. Es ist verantwortlich für einen Großteil der Dauerschäden bei zu hohem Alkoholkonsum.

Reaktionen

- **Alkohol-Dehydrogenase:** Die erste Reaktion des Alkoholabbaus wird durch die Alkohol-Dehydrogenase katalysiert. Ethanol wird im ersten Schritt NAD^+-abhängig oxidiert. Dabei entsteht eine Cabonylgruppe, das Acetaldehyd (Ethanal) sowie NADH + H^+. Die Alkohol-Dehydrogenase enthält Zink als Co-Faktor.
- **Aldehyd-Dehydrogenase:** Im nächsten Schritt wird Acetaldehyd durch die Aldehyd-Dehydrogenase ebenfalls NAD^+-abhängig oxidiert. Dabei entstehen die Carbonsäure **Acetat** und ein weiteres NADH + H^+.
- **Acetyl-CoA-Synthetase:** Im letzten Schritt wird Acetat zu Acetyl-CoA aktiviert, sodass es anschließend in den Citratzyklus einfließen kann. Dies geschieht unter Verbrauch von CoA-SH und ATP.

Mikrosomales ethanoloxidierendes System

Alkohol kann außerdem über das mikrosomale ethanoloxidierende System (MEOS) abgebaut werden. Dabei wird Ethanol über Cytochrom P450 2E1 in den Mikrosomen verstoffwechselt. Das MEOS wird bei chronischem Alkoholkonsum induziert.

KLINIK

Der hochgiftige Alkohol Methanol wird ähnlich verstoffwechselt wie Ethanol. Im ersten Schritt wird Methanol durch die Alkohol-Dehydrogenase zu dem Aldehyd Methanal (Formaldehyd) oxidiert. Im nächsten Schritt wird Methanal durch die Aldehyd-Dehydrogenase erneut oxidiert. Dabei entsteht Formiat (Ameisensäure). Dieses kann nur sehr langsam abgebaut werden und führt zur **Sehnervschädigung** bis hin zu Erblindung.

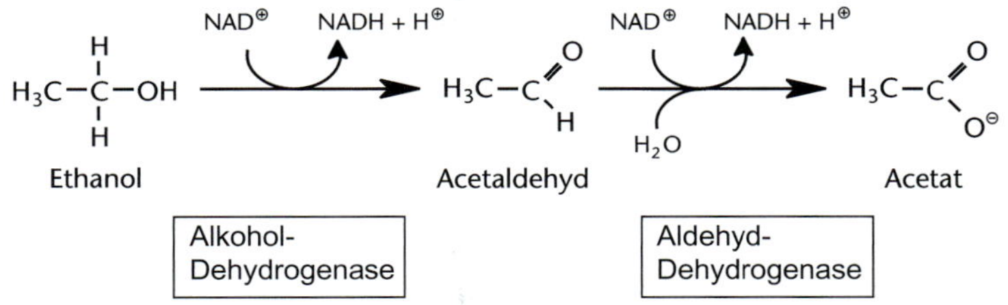

Abb. 5.4 Abbau von Alkohol [O523]

FOKUS

Missbrauch und Abhängigkeit von Alkohol Man unterscheidet zwischen einem Substanzmissbrauch und einer Substanzabhängigkeit. Bei einer Abhängigkeit treten neben dem Alkoholabusus noch weitere Kriterien auf, wie beispielsweise Entzugssymptome. Es gibt Screeningverfahren zur Früherkennung einer Abhängigkeitsproblematik, darunter zählen der CAGE-Test und der AUDIT-C Fragebogen. Zu den häufigsten Folgeerkrankungen bei einer Alkoholabhängigkeit zählen: Leberzirrhose, alkoholische Polyneuropathie und HNO-Karzinome.

5.3.3 Leberzirrhose

Alkohol ist mit 50 % die häufigste Ursache für eine Leberzirrhose in Industrieländern. Bei der Pathogenese spielen verschieden Faktoren eine Rolle:

- **Energieüberschuss:** Beim Abbau von Alkohol entsteht viel NADH, NADPH und Acetyl-CoA. Die Hepatozyten synthetisieren mehr Lipide. Es kommt zur alkoholischen Steatohepatitis (ASH).
- **Zellgift:** Acetaldehyd ist ein Zellgift. Es kommt zu Acetaldehyd-Proteinaddukten und entzündlichen Veränderungen.
- **Oxidativer Stress:** Durch die Monooxygenasen des MEOS werden Sauerstoffradikale frei. Es kommt zur Aktivierung von Ito-Zellen. Diese differenzieren zu Myofibroblasten und führen eine **Fibrose** der Leber herbei. Die hiermit verbundene gestörte Leberdurchblutung führt zur **portalen Hypertension.**

CHECK-UP

- Welches Ion ist Co-Faktor der Alkohol-Dehydrogenase?
- Was passiert mit dem Acetat, das in großen Mengen beim Ethanolabbau gebildet wird?
- Was macht das MEOS und welche Folgen hat der Abbauweg von Alkohol über das MEOS?

Jetzt bist du dran!

Überblick gewinnen

Notiere dir ca. 5 Stichwörter aus diesem Unterkapitel.

5.4 Galle und Gallensäuren

Vanessa Maaßen, Vorauflage: Maximilian Pfau

Biochemie

Cholesterin bildet die Ausgangssubstanz für die **Gallensäuren** (Gallensalze). Die Synthese findet kompartimentübergreifend im Zytoplasma, im ER, in Mitochondrien und in Peroxisomen statt.

5.4.1 Synthese

Primäre Gallensäuren

Der geschwindigkeitsbestimmende Schritt der Gallensäuresynthese wird durch die **7α-Hydroxylase** katalysiert. Diese führt am 7C-Atom im B-Ring des Cholesterins NADPH/H^+-abhängig eine Hydroxygruppe ein. Dabei wird Sauerstoff verbraucht.

Durch weitere Hydroxylierungsreaktionen und oxidative Verkürzung der am D-Ring befindlichen Seitenkette entstehen die primären Gallensäuren **Cholat** und **Chenodeoxycholat.** Gallensäuren tragen am C-Atom 3 des Sterangerüsts eine Hydroxylgruppe (> Abb. 5.5).

Konjugation

Die mit CoA aktivierten Gallensäuren Cholyl-CoA und Chenodeoxycholyl-CoA können mit Taurin oder Glycin konjugiert werden. So entsteht aus Cholyl-CoA **Taurocholat** oder **Glykocholat.**

MERKE
Taurin ist eine **Aminosulfonsäure.** Sie entsteht durch Oxidation und Decarboxylierung aus der Aminosäure Cystein.

Durch die Konjugation wird die Wasserlöslichkeit der Gallensäuren erhöht und ihr pK_s-Wert sinkt. Die Gallensäuren sind unerlässlich bei der Verdauung von Lipiden. Wie Tenside und Emulgatoren setzen sie die Oberflächenspannung des Wassers herab und lösen Fette.

MERKE
Wichtig zu unterscheiden:
Gallensäuren (Gallensalze) → Synthetisiert aus Cholesterin
Gallenfarbstoffe → Abbauprodukte des Bilirubinstoffwechsels

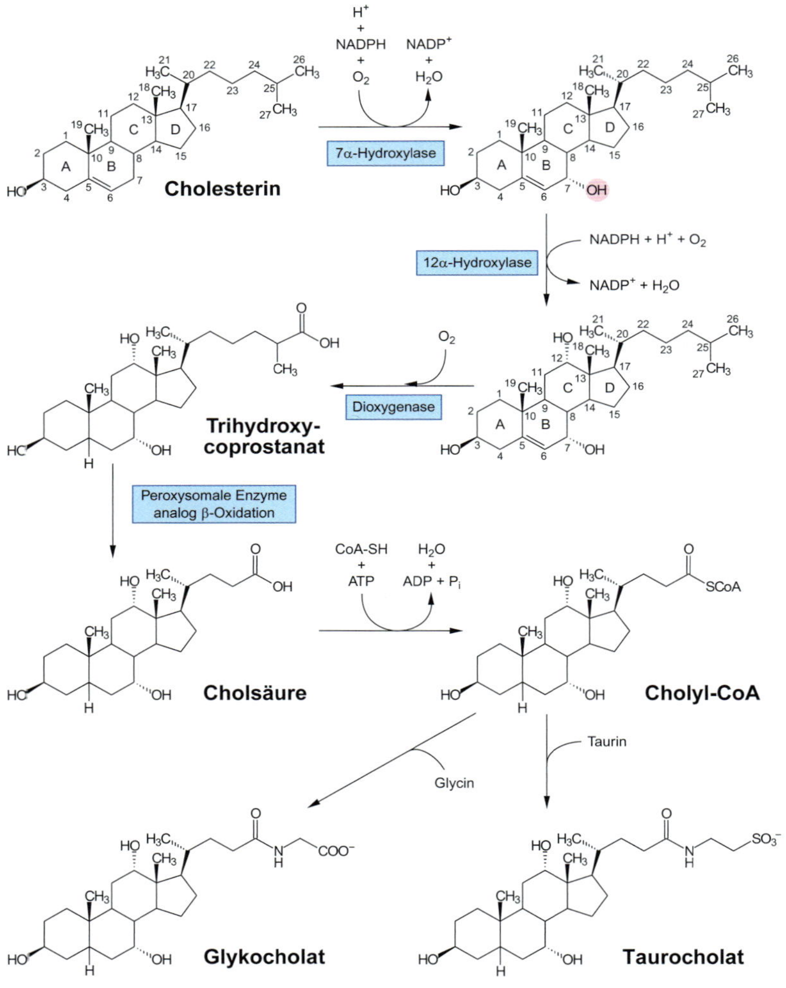

Abb. 5.5 Synthese von Gallensäuren [O523]

FOKUS

Gallensteine Cholesterinsteine sind mit einem Anteil von fast 90 % die häufigsten Gallensteine. Cholesterin kann durch Gallensäuren und Phospholipide wie Lecithin nur bis zu einem bestimmten Anteil in Lösung gehalten werden. Kommt es zu einem relativen Überschuss an Cholesterin oder einem Mangel an Gallensäuren oder Phospholipiden, fallen Cholesterinsteine aus. Der Patient leidet an Koliken durch eine Gallenblasenentzündung. Risikofaktoren sind die 6 „F":

- Fourty: Alter > 40 J.
- Fat: Adipositas
- Fertile: Fruchtbarkeit (Östrogene)
- Female: weibliches Geschlecht (Östrogene)
- Fair: hellhäutig/blonde Haarfarbe.
- Family: familiäre Veranlagung

Des Weiteren können chronische Hämolysen über erhöhte Konzentrationen von Gallenfarbstoffen zu sog. Pigmentsteinen führen.

Sekundäre Gallensäuren

Von Bakterien werden im Darm manche Gallensäuren in sekundäre Gallensäuren wie **Deoxycholat** oder Lithocholsäure umgewandelt und wieder resorbiert. Anschließend gelangen die sekundären Gallensäuren über die Pfortader zurück zur Leber. Dieser Vorgang wird unter dem Begriff **enterohepatischer Kreislauf** oder auch **portobiliärer Kreislauf** zusammengefasst.

Gallensäuren unterliegen bis zu 95 % dieser **Rezirkulation,** sodass nur ein Bruchteil der täglich benötigten Menge an Gallensäuren durch **Neusynthese** generiert wird.

CHECK-UP

- Was ist der geschwindigkeitsbestimmende Schritt bei der Gallensäuresynthese?
- Was versteht man unter dem Begriff „enterohepatischer Kreislauf"?
- Wie entstehen Gallensteine und was sind die Risikofaktoren, abgekürzt als 6 „F"?

Jetzt bist du dran!

Überblick gewinnen

Notiere dir ca. 5 Stichwörter aus diesem Unterkapitel.

5.5 Bilirubinstoffwechsel

Vanessa Maaßen, Vorauflage: Maximilian Pfau

Biochemie

Erythrozyten haben eine durchschnittliche **Lebensdauer von 120 Tagen.** Mit dem Alter werden sie unflexibler, sodass die Passage durch die Endothelschlitze in der Milz erschwert ist. Die verlängerte Verweildauer in der Milz erhöht die Wahrscheinlichkeit, dass sie von Zellen des sog. **retikuloendothelialen Systems** (RES) phagozytiert werden.

Das RES besteht aus einer Gruppe von Zellen des retikulären Bindegewebes, die zur Phagozytose befähigt sind und eine wichtige Rolle beim Abbau von Hämoglobin spielen. Dazu zählen u. a. Makrophagen, Splenozyten, retikuläre Zellen und die Kupffer-Zellen.

5.5.1 Abbau des Häms

Beim Abbau des Hämoglobins können der Globin-Teil und das Eisen weiterverwendet werden. Das Häm selbst muss abgebaut und ausgeschieden werden (➤ Abb. 5.6).

- Die **Hämoxygenase,** eine Monooxygenase, spaltet im ER unter Verbrauch von 3 NADPH + H^+ und 3 O_2 die Methinbrücke zwischen den Pyrrolringen A und B. Dabei entsteht aus dem roten Häm das **grüne Biliverdin,** ein lineares Tetrapyrrol. Bei dieser Reaktion werden Fe^{2+}, 3 H_2O, 3 $NADP^+$ und die Noxe **Kohlenmonoxid** (CO) frei.
- Anschließend wird Biliverdin durch die **Biliverdinreduktase** NADPH-abhängig zum orangeroten Bilirubin reduziert. Dieses ist **schlecht wasserlöslich** und muss deshalb an Albumin gebunden zur Leber transportiert werden. In der Klinik spricht man vom **indirekten Bilirubin.**

5.5.2 Ausscheidung

- In der Leber überträgt die **UDP-Glucuronyltransferase** Glucuronsäure von UDP-Glucuronat auf Bilirubin. Dies geschieht an den beiden Carboxygruppen von Bilirubin, sodass Bilirubindiglucuronid entsteht, sog. **direktes Bilirubin.**
- Durch das **Multidrug-Resistance-Related-Protein 3** (ABC-Transporter C2) wird Bilirubindiglucuronid ATP-abhängig in die Galle ausgeschieden. Dies ist der langsamste Schritt des Hämabbaus.
- Durch **Darmbakterien** wird ein Großteil von Bilirubindiglucuronid weiter zu Stercobilin verstoffwechselt. Das orangegelbe Stercobilin beeinflusst maßgeblich die Farbe des Stuhls. Aus diesem Grund spricht man bei den Hämabbauprodukten von den **Gallenfarbstoffen.**
- Ein kleiner Teil der Gallenfarbstoffe wird im **enterohepatischen Kreislauf** wieder resorbiert. Der Großteil davon wird direkt wieder über die Leber in die Galle, geringe Mengen als Urobilinogen über den Urin ausgeschieden.

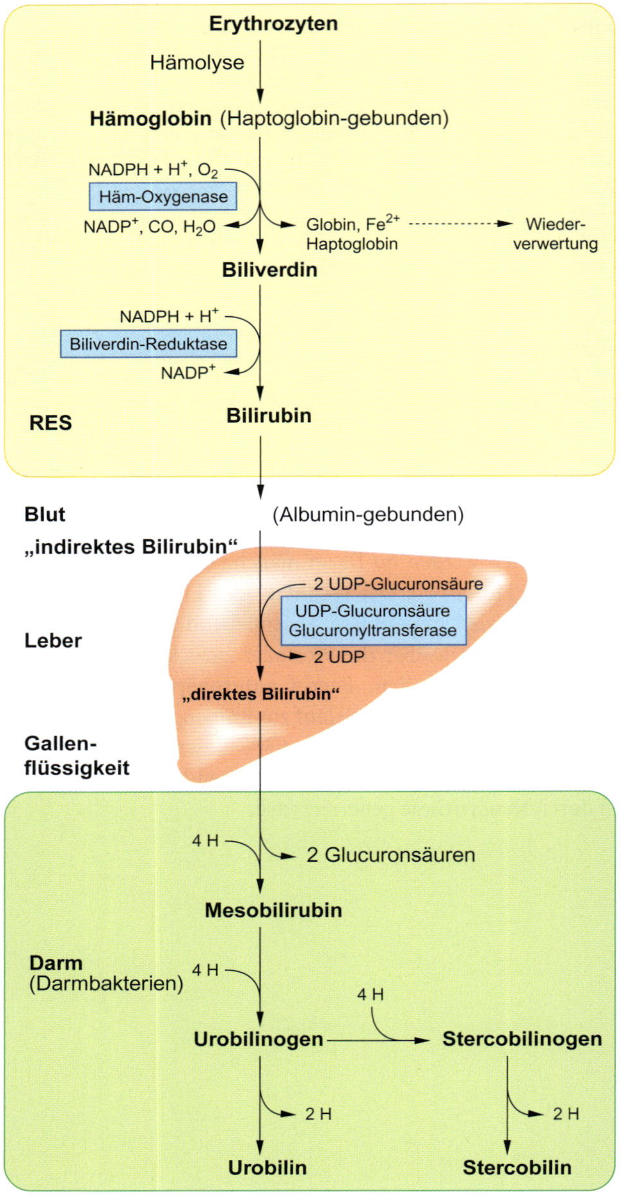

Abb. 5.6 Abbau von Bilirubin [O523]

KLINIK

Ikterus Ist der Gehalt des Gesamtbilirubins im Plasma erhöht, kommt es zu einer Gelbfärbung der Haut, Schleimhäute und Skleren. Dieses Leitsymptom nennt sich **Ikterus** (Gelbsucht). Man unterscheidet zum einen den Anstieg des indirekten Bilirubins und zum anderen des direkten Bilirubins. Der Anstieg des indirekten Bilirubins ist Folge einer unzureichenden hepatischen Konjugation, einer gestörten hepatischen Aufnahme oder einer vermehrten Produktion des Bilirubins. Wohingegen der Anstieg des direkten Bilirubins eine Folge der verminderten Gallenausscheidung ist. Die Einteilung des Ikterus erfolgt nach folgendem Schema:

- **Prähepatischer Ikterus:** Beim prähepatischen Ikterus handelt es sich um eine Anhäufung von Bilirubin im Blut, z. B. im Rahmen einer massiven Hämolyse. Typischerweise ist hier das indirekte Bilirubin erhöht.
- **Intrahepatischer Ikterus:** Dem intrahepatischen Ikterus liegt eine Schädigung der Hepatozyten zugrunde, z. B. durch eine virale Hepatitis. Hierbei gelangt glucuroniertes Bilirubin zurück ins Blut, sodass das direkte Bilirubin erhöht ist.
- **Posthepatischer Ikterus:** Von einem posthepatischen Ikterus spricht man beispielsweise bei einem Verschluss der Gallenwege. Dabei kommt es zum Anstieg des direkten Bilirubins.

CHECK-UP

- Welche Noxe entsteht bei der Oxidation von Häm zu Biliverdin?
- Wie unterscheidet sich indirektes von direktem Bilirubin?
- Welche Reaktion wird durch die Biliverdin-Reduktase katalysiert?

Jetzt bist du dran!

Überblick gewinnen

Notiere dir ca. 5 Stichwörter aus diesem Unterkapitel.

Jetzt bist du dran!

Zeichenaufgabe

Zeichne ein Alkoholmolekül. Zeichne nun die jeweiligen Abbauschritte mit Strukturformeln. Markiere die funktionellen Gruppen und welche Produkte entstehen.
Wie werden diese Produkte nun in den Stoffwechsel geschleust?
Nenne alle an den Reaktionen beteiligten Co-Faktoren und Enzyme.

Anregungen zur weiteren Wiederholung

Zeichne Glutathion. Welche Aminosäure/funktionelle Gruppe ist wesentlich für seine Funktion verantwortlich? Wie sind die AS verknüpft?
Liste dir alle funktionellen Zellen der Leber auf und ordne ihnen ihre Aufgabe zu.
Zeichne ein Hämoglobinmolekül. Welche Aufgabe hat Hämoglobin? Wiederhole noch einmal die Sauerstoffbindung. Ggf. mit Kurve?
Klinik-Exkurs: Welche Enzyme zeigen im Labor eine Leberschädigung auf? Wo findest du diese Enzyme?

Überblick gewinnen

Nutze deine gesammelten Stichwörter für eine Mindmap oder eine gegliederte Stichwortliste.

KAPITEL

6 Fettgewebe

Biochemie

6.1 Braunes und weißes Fettgewebe

Vanessa Maaßen, Vorauflage: Fabian Bock

Biochemie

Braunes Fettgewebe Das braune Fettgewebe kommt in kleinerer Menge vor und bekommt seine Braunfärbung durch das hohe Vorkommen von Mitochondrien (hohe Cytochromkonzentration). Es dient v. a. der Wärmeproduktion beim Neugeborenen. Mithilfe des Transmembranproteins Thermogenin (UCP1) entkoppelt es die Atmungskette in den Mitochondrien von der ATP-Synthese. Anstatt von ATP entsteht dann aus der Energie des Protonengradienten Wärme. Mittlerweile hat man auch bei Erwachsenen braunes Fettgewebe entdeckt. Mit diesem versucht man in der Adipositastherapie Erfolge zu erzielen.

Weißes Fettgewebe Die Adipozyten des weißen Fettgewebes dienen vorwiegend als Fettspeicher. Adipozyten können Triacylglycerine (TAG) aus dem Blut aufnehmen oder selbst bilden. Kommt es nach Nahrungsaufnahme zur Erhöhung der Blutglukose, wird Glukose insulinabhängig über **GLUT 4** aufgenommen und stimuliert die Glykolyse und Pyruvat-Dehydrogenase. Mit steigendem **Acetyl-CoA**-Spiegel steigt auch die Fettsäuresynthese. Im Fettgewebe wird das für die Triacylglycerin-Synthese benötigte Glycerin-3-Phosphat durch Oxidation von **Dihydroxyacetonphosphat** gebildet. Im Gegensatz dazu kann die Leber Glycerin mithilfe der Glycerinkinase direkt zu Glycerin-3-Phosphat phosphorylieren.

MERKE

Die Adipozyten des weißen Fettgewebes bilden Glycerin-3-Phosphat durch Reduktion von Dihydroxyacetonphosphat.

FOKUS

Adipositas: Eine krankhafte Zunahme des Fettgewebes wird als Adipositas (Fettsucht) bezeichnet. In Deutschland sind ungefähr 20 % davon betroffen und 40 % leiden bereits an Übergewicht. Definiert ist eine Adipositas ab einem Körpermasseindex (BMI) von 30 kg/m^2, wobei 3 Grade unterschieden werden:

- Grad I: BMI 30–34,9 kg/m^2
- Grad II: BMI von 35–39,9 kg/m^2
- Grad III: BMI über 40 kg/m^2

CHECK-UP

Wie unterscheiden sich braunes und weißes Fettgewebe?

Jetzt bist du dran!

Überblick gewinnen

Notiere dir ca. 5 Stichwörter aus diesem Unterkapitel.

6.2 Hormone und Fettgewebe

Vanessa Maaßen, Vorauflage: Fabian Bock

Biochemie

➤ Tab. 6.1 fasst die prüfungsrelevanten Hormone und Hormonwirkungen des Fettgewebes zusammen. Wichtiges Enzym zur Spaltung von TAG ist die **hormonsensitive Lipase** (HLS). Das Protein **Perilipin** umhüllt Fettvakuolen und schützt sie so vor dem Angriff der HLS.

Tab. 6.1 Hormone und Fettgewebe

Hormon	Wirkung
Leptin	• Wird bei Zunahme des TAG-Gehalts in den Adipozyten vom Fettgewebe freigesetzt • Hemmt im Hypothalamus die stimulierende Wirkung von Neuropeptid Y auf die Nahrungsaufnahme • Leptinrezeptoren sind Tyrosinkinase-gekoppelte Rezeptoren, die u. a. über den JAK/STAT-Signalweg wirken
Insulin	• Steigert über eine Senkung des cAMP-Spiegels die Aktivität der Acetyl-CoA-Carboxylase und damit der Fettsäuresynthese • Hemmt die Lipolyse, denn eine cAMP-Senkung wirkt dephosphorylierend und damit inaktivierend auf die hormonsensitive Lipase • Induziert in den Kapillaren des Fettgewebes die Expression der Lipoproteinlipase, die aus den Chylomikronen Fettsäuren herausspaltet • GLUT4-Translokation wird gesteigert und dadurch die Glukoseaufnahme gefördert • Steigerung der Glykolyse: Transkriptionelle Induktion der Glykolyse durch Bildung von Fruktose-2,6-Bisphosphat (allosterischer Aktivator der PFK1)
Katecholamine	• Steigern über β_2-Rezeptoren die Lipolyse im weißen Fettgewebe und über β_3-Rezeptoren die Lipolyse und Thermogenese im braunen Fettgewebe

CHECK-UP

Wie wirkt Insulin auf das Fettgewebe?

Jetzt bist du dran!

Überblick gewinnen

Notiere dir ca. 5 Stichwörter aus diesem Unterkapitel.

6.3 Lipidhaushalt

Vanessa Maaßen, Vorauflage: Fabian Bock

Biochemie

Damit es nicht zu Fettstoffwechselstörungen wie Adipositas kommt, muss eine Balance zwischen Lipogenese und Lipolyse herrschen (➤ Abb. 6.1). Folgendes ist wichtig zu wissen:

- Das Enzym der Lipolyse ist HSL, die phosphoryliert aktiv ist.
- Katecholamine aktivieren über eine cAMP-Erhöhung die HSL und wirken so lipolytisch.
- Im Fettgewebe läuft die Bildung des Glycerin-3-Phosphats zur TAG-Synthese über die Reduktion von Dihydroxyacetonphosphat.
- Insulin wirkt über eine cAMP-Senkung antilipolytisch.

Nahrungskarenz Bei Nahrungskarenz passiert folgendes:

- Das bei der Lipolyse entstehende Glycerin kann von der Leber zur Gluconeogenese verwendet werden, um so Glukose bereitzustellen.
- Die bei der Lipolyse entstehenden Fettsäuren werden im Blut an Albumin gebunden transportiert und können von der Leber zu Ketonkörpern als Ersatzenergieträger z. B. fürs Gehirn umgesetzt oder vom Muskel zur Energiegewinnung herangezogen werden.

Nährstoffüberschuss Bei einem Überangebot an Glukose wird Glukose insulinabhängig über GLUT-4 in die Adipozyten aufgenommen. Das vermehrt anfallende Acetyl-CoA wird dort in Fettsäuren umgewandelt, die als TAG gespeichert werden.

FOKUS

Hypobetalipoproteinämie Es handelt sich um eine selten vorkommende Störung des Lipidstoffwechsels und ist charakterisiert durch niedrige Spiegel von Apolipoprotein B und LDL-Cholesterin

CHECK-UP

- Wie kann Glycerin bei der Lipolyse im Fettgewebe weiterverwertet werden?
- Beschreibe den Weg der Fettsäuren aus dem Fettgewebe bis zur Energieverbrennung im Muskel bzw. im Gehirn bei Nahrungskarenz.

Jetzt bist du dran!

Überblick gewinnen

Notiere dir ca. 5 Stichwörter aus diesem Unterkapitel.

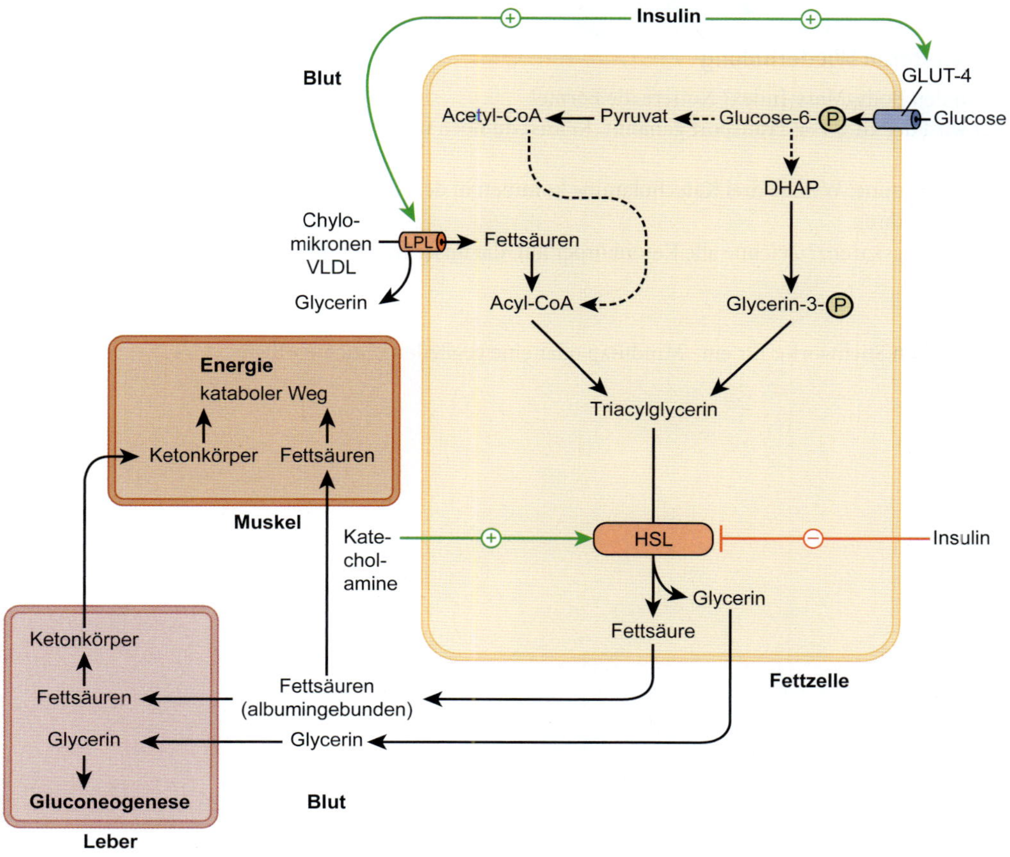

Abb. 6.1 Lipogenese und Lipolyse [L231]

Jetzt bist du dran!

Zeichenaufgabe

Liste alle Hormone, die den Fettstoffwechsel beeinflussen. Welchen Effekt haben sie in einem Wort?

Lipogenese	Lipolyse

Anregungen zur weiteren Wiederholung

Wie berechnet man den Body-Mass-Index? Notiere die Formel.
In diesem Kapitel wird der GLUT-4-Transport genannt. Kennst du noch weitere? Liste sie auf und wiederhole ihre Funktion und wo sie vorkommen.
Klinik-Exkurs Katecholamine: Welche drei Katecholamine kommen in der Klinik häufig zum Einsatz. Wiederhole ihre Wirkung auf die verschiedenen Rezeptoren.
Was passiert bei Nahrungskarenz? Zeichne alle Ketonkörper auf, die unser Körper bilden kann.

Überblick gewinnen

Nutze deine gesammelten Stichwörter für eine Mindmap oder eine gegliederte Stichwortliste.

Register

Notizen

Übersicht nach Fächern

Du vermisst die Fächer? Bitte sehr, hier siehst du die Kapitel der Vorklinik-Finale-Reihe nach Fächern sortiert! Viele Kapitel kombinieren Inhalte mehrerer Fächer und werden deshalb mehrfach genannt. Die Übersicht nach Heften/Organen findest du am Anfang dieses Heftes.